Professionelle Pflegeberatung und Gesundheitsförderung für chronisch Kranke

Prof. Dr. Christa Hüper ist Hochschullehrerin an der Ev. Fachhochschule Hannover, Studiendekanat Gesundheit. Lehrgebiet: Gesundheit und Krankheit, Beratung und Patientenschulung. Forschungsschwerpunkt: Bewältigung chronischer Krankheiten, Beratungsforschung und Entwicklung pflegerischer Beratungskonzepte.

Prof. Dr. Barbara Hellige ist Hochschullehrerin an der Ev. Fachhochschule Hannover, Studiendekanat Gesundheit. Lehrgebiet: Professionalisierung, Modelle und Konzepte zur Unterstützung chronisch Kranker. Forschungsschwerpunkt: Bewältigung chronischer Krankheiten, Beratungsforschung und Entwicklung pflegerischer Beratungskonzepte.

Christa Hüper, Barbara Hellige

Professionelle Pflegeberatung und Gesundheitsförderung für chronisch Kranke

Rahmenbedingungen – Grundlagen – Konzepte – Methoden

Mabuse-Verlag
Frankfurt am Main

Bibliografische Information der Deutschen Nationalbibliothek
Die Deutsche Nationalbibliothek verzeichnet diese Publikation in der Deutschen Nationalbibliografie; detaillierte bibliografische Daten sind im Internet unter http://dnb.d-nb.de abrufbar.

2. unveränderte Auflage
© 2009 Mabuse-Verlag GmbH
Kasseler Str. 1a
60486 Frankfurt am Main
Tel.: 0 69 / 70 79 96-13
Fax: 0 69 / 70 41 52
www.mabuse-verlag.de

Druck: Prisma-Verlagsdruckerei, Saarbrücken
Umschlaggestaltung: Karin Dienst, Frankfurt am Main
Umschlagfoto: www.f1online.de

ISBN: 978-3-938304-71-6
Printed in Germany
Alle Rechte vorbehalten

Einleitung......8

1. Rahmenbedingungen der Pflegeberatung......13
1.1 Beratungsbedarf in der pflegerischen Versorgung......16
1.2 Pflegeberatung im Kontext gesundheitspolitischer Grundsätze......21
    1.2.1 Grundsatz: Ambulant vor stationär......21
    1.2.2 Grundsatz: Prävention und Rehabilitation vor Pflege......24
    1.2.3 Grundsatz: Patientenorientierung und Stärkung der Patientenrechte......26
1.3 Pflegeberatung im Kontext gesetzlicher Bestimmungen......29
    1.3.1 SGB V: Gesetzliche Krankenversicherung......30
    1.3.2 SGB XI: Soziale Pflegeversicherung......32
    1.3.3 Pflegeausbildungen der Alten- und Krankenpflege......39
1.4 Pflegeberatung im Kontext pflegerischer Qualitätssicherung......41
    1.4.1 Pflegeberatung im Pflegeprozess......42
    1.4.2 Pflegeberatung im Pflegestandard......43
    1.4.3 Pflegeberatung im Entlassungsmanagement......46
1.5 Pflegeberatung im Rahmenkonzept der Ersatzkassen......47

2. Grundlagen und Konzepte professioneller Pflegeberatung......49
2.1 Pflegeberatung zur Unterstützung chronisch Kranker......52
    2.1.1 Merkmale chronischer Krankheiten und Bewältigungserfordernisse......53
    2.1.2 Das Konzept der Pflege- und Krankheitsverlaufskurve......60
    2.1.3 Bedeutung der Pflege- und Krankheitsverlaufskurve für Pflegehandeln und Pflegeberatung......74
2.2 Pflegeberatung und Gesundheitsförderung......75
    2.2.1 Salutogenetisches Modell von Antonovsky......76
    2.2.2 Bedeutung der Salutogenese für Pflegehandeln und Pflegeberatung......80
    2.2.3 Pflegeberatung zur Stärkung des Kohärenzgefühls......84
2.3 Pflegeberatung auf Basis des integrativen Beratungskonzepts......95
    2.3.1 Integratives Beratungsmodell nach Sander......96
    2.3.2 Bedeutung des integrativen Beratungsmodells für Pflegehandeln und Pflegeberatung......98

3. Beratung im Pflegeprozess 102

4. Assessment: Beratungsprobleme erkennen und einschätzen ... 112
   4.1 Fragen und Narration 116
   4.2 Zuhören und der Umgang mit dem Assessmentschema 126
       als Gedankenstütze 126
   4.3 Assessmentbeispiele für die formalisierte und halbformalisierte
       Pflegeberatung 129
       4.3.1 Formalisiertes Beratungsgespräch: Erstgespräch für ein
             Pflegeberatungsassessment am Beispiel des Übergangs von der
             Rehabilitationsklinik nach Hause 129
       4.3.2 Halbformalisiertes Beratungsgespräch im Pflegeprozess 134

5. Beratungsbeziehung in der kooperativen Pflegeberatung 137
   5.1 Professionalität durch Kooperation, Nähe und Distanz in der
       pflegerischen Beratungsbeziehung 137
       5.1.1 Zum Begriff der Kooperation 141
       5.1.2 Zum Begriff der Nähe 144
       5.1.3 Zum Begriff der Distanz 146
   5.2 Fallverstehen 148
   5.3 Empowerment: Stärkung der Patienten als Beratungshaltung 154
       5.3.1 Das Konzept des Empowerments 155
       5.3.2 Förderung von Patientenempowerment durch Pflegende 156
       5.3.3 Empowern in der pflegerischen Beratungsbeziehung 162

6. Forschungs- und Entwicklungsbedarfe 166

Literaturverzeichnis 169

Abbildungsverzeichnis 183

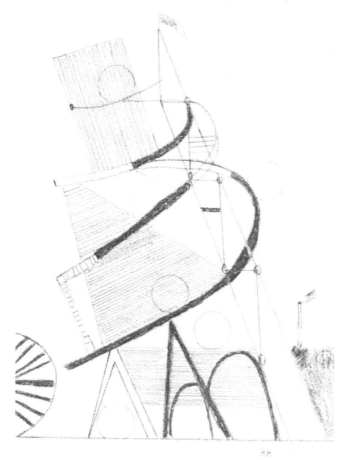

„Der Mensch erkennt, dass es nichts nützt,
Wenn er den Geist an sich besitzt,
Weil Geist uns ja erst Freude macht,
Sobald er zu Ideen erwacht."
(Eugen Roth)

Einleitung

Die Beratung von Pflegebedürftigen und ihren Angehörigen wird zunehmend wichtiger und bedeutvoller. Mit den Umstrukturierungen im Gesundheits- und Sozialwesen (vgl. Pfaff u.a. 2003; Badura/Iseringhausen 2005), mit den gesundheitspolitischen Zielsetzungen zur Stärkung der Patientenrechte (vgl. von Reibnitz u.a. 2001; Brinkmann-Göbel 2001; Hurrelmann/ Leppin 2001), mit einer immer nachhaltigeren Forderung zur verbesserten Berücksichtigung der Nutzerperspektive (vgl. Schaeffer 2004; Bauer u.a. 2005), mit der Stärkung von Prävention und Gesundheitsförderung in der medizinischen Versorgung (vgl. Haisch u.a. 2006) wird auch der Beratungsbedarf immer deutlicher evident. Eine Untersuchung zu den zentralen Bedürfnissen von Patientinnen und Patienten in Europa kommt für den Beratungsbedarf in acht untersuchten Ländern (Deutschland, Großbritannien, Italien, Polen, Slowenien, Spanien, Schweden, Schweiz) zu dem Ergebnis, dass „die Bürger klar und deutlich (verlangen), dass sie über das Thema Gesundheit, Krankheit, Behandlungsmöglichkeiten und Hilfeoptionen besser informiert werden", damit sie „aufgeklärt ihre Entscheidungen über Behandlungsoptionen treffen oder entscheiden können, welche Leistungserbringer im Gesundheitswesen sie konsultieren sollen" (Coulter/Magee 2005, S. 50). Ähnliches zeigen die Evaluationsergebnisse der in Deutschland durchgeführten Modellprojekte zur unabhängigen Patientenberatung und Nutzerinformation nach § 65 SGB V (vgl. Schaeffer u.a. 2005; Lummer 2006; S. 11 ff.).

Für die Beratung in der Pflege, als einer Beratung auf der Mikroebene (vgl. Robert Koch Institut 2006, S.15), müssen Pflegekräfte für die zu erbringende Beratungsdienstleistung besser qualifiziert werden. Diesen noch ausstehenden Qualifikationen wird vereinzelt bereits durch den Studienschwerpunkt „Beratung" in den neuen Bachelorstudiengängen begegnet. So wird an der Ev. Fachhochschule Hannover seit dem Sommersemester 2004 ein Bachelorstudiengang mit dem Schwerpunkt „Beratung und Versorgungskoordination" angeboten. Er ist insofern ein bildungspolitisches Novum, als mit ihm in fünf Jahren sowohl der berufsqualifizierende Abschluss als staatlich examinierte „Gesundheits- und Krankenpfleger/in" bzw. „Gesundheits- und Kinderkrankenpfleger/in" oder „Altenpfleger/in" als auch der internationale akademische Grad eines „Bachelor of Arts" (Nursing) erworben werden kann. Vorrangig ist dieses Buch für die Studierenden und Lehrenden der Gesundheits- und Pflegestudiengänge geschrieben. Sicher wird aber auch die eine oder andere Ärztin, Sozialarbeiterin oder Physiotherapeutin von den Inhalten für ihren Berufsalltag profitieren können.

Wir, beide Professorinnen an einer Fachhochschule, sahen uns in der Vorbereitung für die Lehre im Studienschwerpunkt Beratung mit einer sehr übersichtlichen Fachliteratur konfrontiert. Diese Ausführungen platzieren die Pflegeberatung entweder verengt in den Pflegeprozess als zusätzliches Phasenmodell oder aber verorten sie grenzenlos in die Nähe der Gesprächspsychotherapie mit den Prinzipien nach Rogers. Beides halten wir nicht für den richtigen Zugang.

Der erst in Ansätzen entwickelten theoretischen Fundierung steht eine weitgehend unsystematisch agierende Praxis gegenüber. Die bisher ausgeübte Beratungspraxis in der Pflege geschieht oft zufällig und bleibt der patientenorientierten Pflegekraft mit mehr oder weniger Zeitkontingent überlassen. Bis auf wenige Bereiche, wie der Diabetesberatung, der Stoma- oder Inkontinenzberatung, der Beratung nach § 37 SGB XI und zunehmend der Überleitungs- oder Entlassungsberatung, hat die Beratung im Pflegehandeln weder Ort noch Zeit. Beides, sowie eine solide Finanzierung, sind aber unabdingbare Voraussetzungen zur Befriedung der Bedarfe. Diese noch weitgehend fehlenden Rahmenbedingungen im praktischen Beratungshandeln bedürfen einer Handlungsorientierung durch theoretische Entwürfe. Als Beitrag zur Entwicklung des pflegerischen Beratungswissens und einer kooperativen Beratungshaltung ist dieses Buch von uns geschrieben und wir danken den ehemaligen Studierenden für die vielen Anregungen, kritischen Einwände und konstruktiven Bemerkungen.

Wir haben die Inhalte zur Pflegeberatung in fünf Kapitel unterteilt. Dabei sind wir weitgehend klassisch vorgegangen. Nach den Rahmenbedingungen werden die konzeptionellen Grundlagen entwickelt, ihre wesentlichen Elemente auf den Pflegeprozess angewandt, der Umgang mit dem Assessmentschema erläutert und die Gestaltung der Beratungsbeziehung mit ihren wichtigsten Begriffen entwickelt. Wir gehen dabei von folgender Beratungsdefinition aus:

- Die Pflegeberatung unterstützt die zu Pflegenden und ihre Bezugspersonen in der Bewältigung der Pflegebedürftigkeit, die durch akute oder chronische Krankheit, durch Behinderung oder Altersgebrechlichkeit verursacht ist.
- Die Inhalte der Pflegeberatung leiten sich aus dem Beratungsbedarf ab, der auf der Basis der Pflege- und Krankheitsverlaufskurve sowie den Implikationen der Gesundheitsförderung erhoben wird.
- Aufgrund des Beratungsbedarfs entwickeln die Pflegeberaterinnen gemeinsam mit den Betroffenen verschiedene Lösungsmöglichkeiten, bei denen zwischen Information/Orientierung, Deutung und Klärung und Handlung/Bewältigung unterschieden werden kann.
- Die Pflegeberaterin gestaltet den Beratungsprozess als kooperative Beratung, die die Selbstbestimmung und Verantwortung aller am Prozess Beteiligten fördert.

Zu den Kapiteln im Einzelnen: Das erste Kapitel beschäftigt sich mit den Beratungsbedarfen, den gesundheitspolitischen Zielsetzungen und der bisher bereits gesetzlich festgelegten Beratungspflicht. Es zeigt die Beratungsaufgaben im Kontext der Pflegestandards und schließt ab mit einem Rahmenkonzept von Pflegeberatung, welches eher für Sozialfachangestellte von Krankenkassen als für Pflegekräfte relevant ist.

Im zweiten Kapitel werden die Grundlagen und Konzepte einer professionellen Pflegeberatung für chronisch kranke Menschen und ihre Angehörigen entwickelt. Ausgehend vom Konzept der Pflege- und Krankheitsverlaufskurve verbinden wir dieses Bewältigungsmodell mit dem salutogenetischen Ansatz und zeigen die Bedeutung der Pflegeberatung für ein zu stärkendes Kohärenzgefühl. Das Ineinandergreifen beider Konzeptionen findet eine „Ordnung" mit der integrativen Beratung nach Sander durch eine Bündelung verschiedener Erfahrungsdimensionen in der Bewältigung der chronischen Erkrankung.

Im dritten Kapitel wird die Pflegeberatung im Pflegeprozess beschrieben. Diese sehr praxistaugliche Veranschaulichung soll all jene Skeptikerinnen ermutigen, die Pflegehandeln nur noch unter restriktiven Bedingungen zu sehen in der Lage sind.

Das zum Abschluss des zweiten Kapitels dargestellte Ordnungsschema bildet die Grundlage für das pflegerische Beratungsassessment im vierten Kapitel. Hier ist es uns besonders wichtig, das Zuhören als essenzielle Beratungskompetenz herauszustellen, ehe wir den Umgang mit dem Assessmentschema an zwei praktischen Beispielen veranschaulichen.

Das fünfte und letzte Kapitel beschäftigt sich mit der Haltung und Einstellung in der Beratungsbeziehung. Wir haben dazu verschiedene Begriffe reflektiert und ihre Bedeutung für eine kooperative Pflegeberatung dargelegt. Wir hoffen, dass sie wie auch der gesamte Beratungsansatz einen Beitrag zu einem notwendigen Diskurs für die Konzeptionierung einer Pflegeberatung bilden, deren vorrangiges Ziel in der verbesserten Unterstützung von Chronikerinnen und ihren Angehörigen liegt.

Abschließend noch ein Hinweis zum Lesen des Buches. Natürlich ist es der Leserin unbenommen jede Zeile des Buches zu lesen. Wenn sie allerdings der Ansicht ist, die teilweise doch recht „trockenen" Gesetzestexte überspringen zu wollen, so kann ihr an dieser Stelle versichert werden, dass dieses Vorgehen ein zu entwickelndes Verständnis der kooperativen Pflegeberatung nicht schmälert. Dieses Kapitel kann sehr gut nur als „Nachschlagekapitel" genutzt werden oder auch das Erstaunen der unverhofft vielen gesetzlichen Vorgaben zur „Beratungspflicht" untermauern.

Nach nur ganz kurzer Diskussion haben wir uns in der Schreibweise für die weibliche Form entschieden und wünschen uns, dass sich männliche Leser genauso angesprochen fühlen.

Hannover, im April 2007   Barbara Hellige
                                                 Christa Hüper

1. Rahmenbedingungen der Pflegeberatung

In Deutschland waren 2004 ca. zwei Millionen Menschen pflegebedürftig. Von diesen nahezu zwei Millionen Pflegebedürftigen wird die überwiegende Anzahl in der häuslichen Umgebung gepflegt. 1,4 Millionen (70 %) Pflegebedürftige versorgen Angehörige und/oder ambulante Pflegedienste und 600.000 Pflegebedürftige die Pflegekräfte in Pflegeheimen (30 %). Für die ambulante pflegerische Versorgung sind die Zuordnungen nach Pflegestufen im dritten Bericht über die Entwicklung der Pflegeversicherung (2004, S. 48) folgendermaßen aufgeschlüsselt:

732.000 Pflegebedürftige in der Pflegestufe I = 57,2 %,
424.000 Pflegebedürftige in der Pflegestufe II = 33,2 %,
123.000 Pflegebedürftige in der Pflegestufe III = 9,6 %.

In der stationären Pflege, also in Pflegeeinrichtungen oder stationären Einrichtungen der Behindertenhilfe, verteilen sich die Pflegestufen folgendermaßen:

237.000 Pflegebedürftige in der Pflegestufe I = 38,8 %
254.000 Pflegebedürftige in der Pflegestufe II = 41,4 %
121.000 Pflegebedürftige in der Pflegestufe III = 19,8 %

Mit zunehmendem Alter steigt das Risiko der Pflegebedürftigkeit. Während 2001 in der Altersgruppe der 75- bis 85jährigen ca. 14 % pflegebedürftig waren, erhöhte sich die Zahl bei den über 90jährigen Menschen auf 60 % (vgl. Simon 2005, S. 245). Vielfach ist die Pflegebedürftigkeit durch chronische Erkrankungen oder Multimorbidität verursacht. Obgleich wir keine genauen Prävalenzzahlen beispielsweise zum Schlaganfall haben, der dritthäufigsten Todesursache in Deutschland, erreicht nur etwa ein Drittel der Schlaganfallpatienten volle berufliche und soziale Rehabilitation (vgl. Stiftung Deutsche Schlaganfall-Hilfe 2006, S. 12). Statistiken und Studien zum Gesundheitszustand älterer Menschen in Deutschland weisen aus, dass ca. 20 % der über 65jährigen Menschen an einer chronischen Erkrankung oder Behinderung leiden (vgl. Winter u.a. 2005, S. 72). Mit dieser gesellschaftlichen Entwicklung sind erhebliche pflegerische Herausforderungen verbunden.

Parallel zum Anstieg der Pflegebedürftigkeit finden einschneidende Umstrukturierungen im Sozial- und Gesundheitswesen statt. Mit der Einführung der geänderten Finanzierung durch das DRG-System zeigt sich bereits heute schon eine deutlich reduzierte Verweildauer der Kranken in Krankenhäusern. Pflegebedürftigkeit im Rahmen eines Krankenhausaufenthaltes ist kein Grund mehr für eine längere stationäre Betreuung. Die Integrierte Versorgung, Disease-Management-Programme für chronisch Kranke, Qualitätssicherung und Evidenzbasierung, Stärkung der Patientinnenrechte und Patientinnenberatung, die partnerschaftliche Entscheidungsfindung für den Behandlungsplan und -verlauf von Ärztin und Patientin (shared decision making) sind Entwicklungen im Gesundheitswesen, die mündige und am Heilungs- und Pflegeprozess motivierte Patientinnen voraussetzen. Der Gesetzgeber legt dabei die Auffassung zugrunde, dass nur eine informierte und aufgeklärte Patientin aktiv sein kann. Versorgungskontinuität bei Leistungsbudgetierung einerseits und rationale Einsparungen andererseits bedürfen einer verstärkten Beratung der Betroffenen.

Pflegehandeln muss sich in diesem veränderten Gesundheitswesen von einer punktuellen und situativen Dienstleistung zu einer strategischen und konzeptionellen Dienstleistung entwickeln, um die Anforderungen an eine prozess- und patientinnenorientierte Gestaltung der Leistungserbringung bei überprüfbarer Pflegequalität zu erfüllen (vgl. Landenberger 2001). Personenorientierte Pflegeberatung wird neben der pflegerischen Anleitung und Schulung eine wesentliche Rolle im umstrukturierten Gesundheitswesen für die pflegerische Versorgung einnehmen müssen. Information und Aufklärung zum Behandlungs- und Pflegeprozess, gemeinsame Entscheidungen für einen an der Lebenswelt der Betroffenen und ihrer Angehörigen ausgerichteten Pflegeplan, Unterstützung und Koordination aller Prozessbeteiligten sowie die Erhebung der individuell notwendigen präventiven und rehabilitativen Maßnahmen sind Gegenstand und Zielsetzungen der Pflegeberatung. Gerade im Hinblick auf die Bewältigungsmöglichkeiten bei chronischer Erkrankung und die Prävention von Pflegebedürftigkeit ist ein gesundheitsfördernder Umgang unverzichtbar.

Die Informations- und Orientierungsbedürfnisse Pflegebedürftiger und ihrer Angehörigen beziehen sich zum einen auf die Bewältigung des Alltags mit Krankheit und Pflegebedürftigkeit und zum anderen auf die Intransparenz der Strukturen des Gesundheitswesens mit den unterschiedlichen Leistungsansprüchen und Leistungserbringern. Dabei trifft die Pflegebedürftigen und ihre Bezugspersonen in verschärften Umfang, was Beck und Beck-Gernsheim plastisch als die Situation des um Lebensgestaltung bemühten Menschen in unserer heutigen Gesellschaft beschreiben. Die Auflösung traditioneller Lebensbereiche mit dem Verlust traditioneller Bindungen, die Möglichkeit, aber auch der Zwang, das eigene Leben mit der dazu notwendigen Flexibilität zu entwerfen und nicht zuletzt die Individualisierungsprozesse kennzeichnen die Lebenssituation in der Postmoderne.

„In erweiterten Optionsspielräumen und Entscheidungszwängen wächst der individuell abzuarbeitende Handlungsbedarf, es werden Abstimmungs-, Koordinations- und Integrationsleistungen nötig. Die Individuen müssen, um nicht zu scheitern, langfristig planen und den Umständen sich anpassen können, müssen organisieren und improvisieren, Ziele entwerfen, Hindernisse erkennen, Niederlagen einstecken und neue Anfänge versuchen. Sie brauchen Initiative, Zähigkeit, Flexibilität und Frustrationstoleranz. Chancen, Gefahren, Unsicherheiten der Biographie, die früher im Familienbund, in der dörflichen Gemeinschaft, im Rückgriff auf ständische Regeln oder soziale Klassen definiert waren, müssen nun von den einzelnen selbst wahrgenommen, interpretiert, entschieden und bearbeitet werden" (Beck/Beck-Gernsheim 1994, S. 14 f.).

In diesem geschilderten Alltag mit seinen vielfältigen Herausforderungen für unterschiedlichste Aushandlungsprozesse hat sich seit dem Ende des zweiten Weltkriegs ein erheblicher Wertewandel vollzogen. Keupp konstatiert Bezug nehmend auf Barz u.a. (2003) einen Dreischritt dieses Wertewandels. Dabei wird erkennbar, dass der Prozess von der Maxime der Selbstkontrolle in den 50er und 60er Jahren, zur Maxime der Selbstverwirklichung in den 70er und 80er Jahren, zur Maxime des Selbstmanagements in den 90er Jahren und in die Zukunft reicht, mit wesentlichen Auswirkungen auf die Identitätskonstruktionen (vgl. Keupp 2003). Der Begriff des Selbstmanagements, die Ressourcenorientierung und das ‚Leben im Netz' erhalten entscheidende Bedeutung. So ist es wenig verwunderlich, dass die Zielsetzung des zu fördernden Selbstmanagements auch bereits seit einiger Zeit Eingang in die Literatur der Patientinnenversorgung im Gesundheitswesen gefunden hat.

Pflege und Pflegeberatung nehmen sowohl bei der Prävention von Pflegebedürftigkeit, bei einer neu entstandenen Pflegebedürftigkeit, als auch bei der Unterstützung und Begleitung im Leben mit Pflegebedürftigkeit eine entscheidende Rolle ein. Pflegende unterstützen in einem gesundheitsfördernden Verständnis die Pflegebedürftigen und ihre Bezugspersonen in ihren Bewältigungsprozessen, bei Abstimmungs-, Koordinations- und Integrationsleistungen. Sie unterstützen und befähigen ressourcenorientiert und fördern auf diese Weise den selbstbestimmten Umgang mit der Erkrankung, mit Behinderung oder Gebrechen.

1.1 Beratungsbedarf in der pflegerischen Versorgung

Im Herbst 2005 präsentierte der Expertenkreis „Runder Tisch Pflege", die Ergebnisse seiner vier Arbeitsgruppen auf einer Fachtagung. Er war durch das Bundesministerium für Gesundheit und Soziale Sicherung beauftragt worden, zur Verbesserung der Situation hilfe- und pflegebedürftiger Menschen praxisnahe Handlungsempfehlungen zu entwickeln, Praxisbeispiele guter und finanziell haltbarer Pflege aufzuzeigen und eine Charta der Rechte hilfe- und pflegebedürftiger Menschen zu entwerfen (vgl. Runder Tisch Pflege 2005).

Die vier Arbeitsgruppen formulierten Empfehlungen und Forderungen zur Qualitätsverbesserung der Versorgungsstrukturen und der häuslichen Betreuung und Pflege zu folgenden Fragestellungen:
- Wie sind bedürfnisorientierte Versorgungsangebote in den Diensten und Einrichtungen zu gestalten und auf diese Weise die Qualität der Versorgung zu verbessern?

- Wie ist die Qualität der stationären Betreuung und Pflege zu verbessern?
- Wie ist der Verwaltungsaufwand in der Pflege und Betreuung zu verringern?
- Welche Rechte sind in einer Charta für hilfe- und pflegebedürftige Menschen zu bestimmen?

Die überwiegende Anzahl der Empfehlungen, aber auch die Forderungen der Arbeitsgruppen konstatieren für die Umsetzung der angestrebten Ziele eine zunehmende Beratungstätigkeit in der pflegerischen Versorgung. Dabei bezieht sich der Beratungsbedarf einerseits auf die Klientinnen und ihre Angehörigen selbst und andererseits auf Organisationen der ambulanten und stationären Versorgung pflegebedürftiger Menschen. So fordert der „Runde Tisch Pflege" beispielsweise zur verbesserten häuslichen Versorgung Pflegebedürftiger:

1. Ressourcenorientierung zur Unterstützung und Förderung der Selbsthilfepotenziale Pflegebedürftiger und privat Pflegender. Präventiv sind die vorhandenen persönlichen, körperlichen und psychischen Fähigkeiten zu erhalten und rehabilitativ die durch Krankheit oder Behinderung verlorenen zu fördern.
2. Bedürfnisorientierung durch Leistungsanbindung an die Lebenswelt und den Alltag von Hilfe- und Pflegebedürftigen. Auch bei erheblichem Pflegebedarf soll in die Lebensentwürfe der Pflegebedürftigen und die der Menschen in ihrem Umfeld durch Pflegehandeln nicht dirigistisch eingegriffen werden. Vielmehr ist die Kontrolle für das Leben mit Pflegebedürftigkeit im eigenen Lebensumfeld zu stärken.
3. Selbstbestimmung durch Wohn- und Betreuungsformen, die eine selbstständige Lebensführung ermöglichen. Technische Kompensationen zur Wohnungsanpassung einerseits und der Ausbau ambulant betreuter Wohngemeinschaften andererseits bedürfen verstärkter Anstrengungen, um unerwünschtes Wohnen im Heim zu verhindern.
4. Prozessorientierung durch Koordination und Steuerung der unterschiedlichen Versorgungsleistungen. Care Management zur Vernetzung der Versorgungsschnittstellen und Case Management für einen

gemeinsam mit den Betroffenen zu entwickelten Hilfeplan werden unverzichtbare Entwicklungen in der Versorgung.

Diese Zielperspektiven zur Bewältigung des Pflegebedarfs in der häuslichen Umgebung führen dann auch zur ersten grundlegenden Empfehlung, nämlich die „Beratung und Begleitung durch ein differenziertes und vernetztes Angebotsspektrum auf lokaler und regionaler Ebene zu sichern sowie ihre Wirkung durch Öffentlichkeitsarbeit und den Einsatz moderner Kommunikations- und Informationstechnologien zu stärken" (Runder Tisch Pflege 2005, S. 5).

In der vom „Runden Tisch Pflege" erarbeiteten Charta der ‚Rechte für Hilfs- und Pflegebedürftige' wird dieser Anspruch auf Beratung explizit formuliert (vgl. Runder Tisch Pflege 2005, S. 7). Nach dem Recht auf Selbstbestimmung und Hilfe zur Selbsthilfe (Artikel 1), körperlicher und seelischer Unversehrtheit, Freiheit und Sicherheit (Artikel 2), Privatheit (Artikel 3), Pflege, Betreuung und Behandlung (Artikel 4) werden in Artikel 5 die Information, Beratung und Aufklärung bestimmt. Es folgen in Artikel 6 das Recht auf Austausch mit anderen Menschen, die Wertschätzung und Teilhabe am gesellschaftlichen Leben, die Freiheit von Religion, Kultur und Weltanschauung (Artikel 7) und das Recht auf würdevolles Sterben (Artikel 8).

Ebenso wird die Pflegeberatung nach den Ergebnissen der jüngst veröffentlichten Delphi-Studie (vgl. Görres/Böckler 2004) von den befragten Experten in Verbindung mit Pflegeinformationen als zukünftig wesentlicher, primärer Aufgabenbereich im Spektrum eines sich neugestaltenden Versorgungsmarktes des Gesundheitswesens gesehen. In der Befragung von Expertinnen aus Forschung und Entwicklung (Hochschule), gesundheitspolitischen Interessenvertretungen (Krankenhäuser, Krankenkassen, Gewerkschaften, Wohlfahrtsverbände und Schwesternschaften) sowie pflegenahen Einrichtungen (Reha, Hospize) werden folgende pflegerische Dienstleistungen als besonders zukunftsrelevant benannt:
1. Pflegeberatung und Information (84 % der Befragten erwarten für Pflegeberatung und Information den größten Markt für die Pflege),

2. Management im Rahmen von Qualitätssicherung (67 %),
3. Koordination/Vernetzung/Kooperation (63 %), Entwicklung von Versorgungsketten und
4. Gesundheitsförderung/Prävention/Rehabilitation (63 %), insbesondere Prävention von Pflegebedürftigkeit auf kommunaler und betrieblicher Ebene.

Allerdings weisen die Befragten auch darauf hin, dass der mangelnde Professionalisierungsgrad sich derzeit noch hemmend auf die Entwicklung auswirkt. Hochschulen haben bisher vereinzelt diese Entwicklung aufgegriffen und bieten Studiengänge oder Studienschwerpunkte zur Pflegeberatung an (vgl. Oelke u.a. 2004).

Auf der Basis einer umfangreichen Literaturrecherche haben Hasseler/Görres (2005) Pflegebedarfe und Pflegekonstellationen für die Teilpopulationen ‚Hochaltrige, demenziell erkrankte Pflegebedürftige, Migrantinnen, ältere Menschen mit Behinderungen, Alleinlebende, Homosexuelle, Paare ohne Kinder und chronisch Erkrankte' untersucht und klassifiziert. Dieses Gutachten im Auftrag der Enquetekommission Nordrhein-Westfalens zur „Situation und Zukunft der Pflege" kommt zu folgenden Ergebnissen:

Ebene	Bedarfe und Bedarfskonstellationen
Differenzierung des Leistungsangebotes in niederschwelligen und komplementären Bereichen	• Aufbau und Förderung von niederschwelligen Angeboten z.B. Nachbarschaftshilfen, ehrenamtliche Hilfen • Schaffung und Ausbau von Entlastungsangeboten für pflegende Angehörige/ Pflegebedürftige durch wohnortnahe Angebote oder Unterstützung informeller Netzwerke wie z.B. Nachbarschaftshilfe

Ebene	Bedarfe und Bedarfskonstellationen
Differenzierung des Leistungsangebotes in professionellen Bereichen	• Schaffung und Ausbau flexibler ambulanter Dienstleistungen • Schaffung und Ausbau präventiver Angebote, z.b. Programme für hauswirtschaftliche Unterstützung • Aufbau und Förderung von teilstationären und stationären Tagespflege- und Kurzzeitpflegeeinrichtungen • Schaffung und Ausbau rehabilitativer Angebote und Maßnahmen • Entwicklung von spezifischen Pflegekonzepten, Einrichtungen und Diensten für die jeweilige Teilpopulation
Organisatorische Bereiche	• Schaffung und Ausbau von Angeboten zur Koordination und Steuerung der pflegerischen Versorgung • Schaffung und Ausbau kooperativer und vernetzter Maßnahmen und Angebote • Entwicklung und Schaffung von Konzepten zur sektoren- und berufsgruppenübergreifenden Zusammenarbeit
Professionelle Bereiche	• Qualifizierung der an der pflegerischen Versorgung beteiligten Berufsgruppen

Abb. 1: Systematisierung und Klassifizierung von Bedarfen und Bedarfskonstellationen pflegebedürftiger Menschen
Quelle: Hasseler/Görres 2005, S.133

Sowohl die Bedarfe als auch die Bedarfskonstellationen in den verschiedenen Leistungsangeboten bedürfen berufs- und sektorenübergreifender Versorgungssteuerung, der Stärkung sozialer Netzwerke und der Kontinuität durch verbesserte Schnittstellenharmonisierung. Diese Aufgaben- und Tätigkeitsbereiche benötigen verbesserte Qualifikationen der Pflegenden für die weitgehend beratenden, anleitenden, koordinierenden und steuernden Tätigkeiten (vgl. Hasseler/Görres 2005, S. 131 ff.).

1.2 Pflegeberatung im Kontext gesundheitspolitischer Grundsätze

Die Umbrüche und Veränderungen im Gesundheitswesen erfordern für die pflegerischen Aufgaben ein verändertes Tätigkeitsprofil. Im Folgenden werden die wesentlichen gesundheitspolitischen Grundsätze sowie Gesetzesänderungen oder Gesetzeserweiterungen dargestellt und somit verdeutlicht, wie sehr pflegerisches Handeln zukünftig weniger Aufgaben im Bereich der Grundpflege als vielmehr informierende, anleitende und schulende Tätigkeit für Pflegebedürftige und ihre Angehörigen beinhaltet.

1.2.1 Grundsatz: Ambulant vor stationär

Mit der Einführung der Pflegeversicherung zum 1. Januar 1995 hat der Gesetzgeber in § 3 des Pflegeversicherungsgesetzes deutlich den Vorrang der häuslichen vor der stationären Pflege festgelegt (Gesetz zur sozialen Absicherung des Risikos der Pflegebedürftigkeit, Pflegeversicherungsgesetz -PflegeVG- = Elftes Buch Sozialgesetzbuch -SBG XI- vom 26. Mai 1994, BGBl. I S. 1014, 1015, zuletzt geändert durch Gesetz vom 5. Dezember 2006, BGBl. I S. 2748):

> § 3 SGB XI Vorrang der häuslichen Pflege
> Die Pflegeversicherung soll mit ihren Leistungen vorrangig die häusliche Pflege und die Pflegebereitschaft der Angehörigen und Nachbarn unterstützen, damit die Pflegebedürftigen möglichst lange in ihrer häuslichen Umgebung bleiben können. Leistungen der teilstationären Pflege und der Kurzzeitpflege gehen den Leistungen der vollstationären Pflege vor.

Die Leistungen der Pflegeversicherung decken, anders als die der Krankenversicherung, erstmals den Pflegebedarf auch außerhalb einer Krankenbehandlung ab. Seit der Einführung der Pflegeversicherung hat sich die Anzahl der ambulanten Pflegedienste in den Jahren 1991 bis 2003 von 4.000 auf 11.000 erhöht (vgl. Statistisches Bundesamt 2003). Allerdings ist die Versorgung auf die Grundversorgung begrenzt und nach den zunächst expansiven Reformumsetzungen wird seit einiger Zeit deutlich, dass das quantitative Wachstum auch einer qualitativen Entsprechung bedarf. Eine Reform der

Pflegeversicherung muss neben Qualitätsmaßstäben auch den Umstrukturierungen des Gesundheitswesens Rechnung tragen und sowohl der mangelnden Versorgung durch Unterfinanzierung begegnen als auch den noch weitgehend gering entwickelten sozialen Netzwerken. Der Grundsatz ‚ambulant vor stationär' bedarf noch stärkerer Anreizsysteme.

Schaeffer/Ewers (2002, S. 17 ff.) weisen neben den strukturellen Defiziten in der Versorgungskontinuität auf folgende Problemlagen hin:
- Für die qualitative Verbesserung der ambulanten pflegerischen Versorgung bedarf es eines bedarfsorientierten Leistungsangebots durch ambulante Dienste.
- Bisher legt insbesondere die Finanzierung der Pflegeversicherung und die komplexe wie zersplitterte Finanzstruktur nahe, die Dienste an der „klassischen Pflegeversicherungspatientin" auszurichten. Diese Patientinnengruppe von älteren Menschen mit Funktionsbeeinträchtigungen bedarf der Unterstützung bei der häuslichen Versorgung und ist in der Regel auf die körperlichen Selbstversorgungsdefizite begrenzt. Prävention und Rehabilitation sind zwar nach dem Pflegeversicherungsgesetz ausdrücklich festgelegt, aber bisher noch selten umgesetzt.
- Für Patientinnengruppen wie chronisch Kranke, jüngere Behinderte, Migrantinnen, Schwerkranke, Sterbende und deren pflegende Angehörige sind patientinnenorientierte Konzeptbildungen vorhanden, sie kommen aber aus den angeführten Gründen nur zögerlich zur Umsetzung.
- Mit dem Umbau des Gesundheitswesens sind andere multiprofessionelle Herausforderungen entstanden, die mit den Konzepten der 70er Jahre nicht zu bewältigen sind. Eine stärkere Beachtung der Zusammenarbeit verschiedener Professionen für eine bedarfsorientierte Leistungserbringung ist unverzichtbar.
- Die Kostenbudgetierung im ambulanten Sektor ist bei den gewandelten Bedingungen durch begrenzte Krankenhausaufenthalte innovationshemmend.
- Durch die in Deutschland immer noch vorhandenen engen Professionsgrenzen zwischen Pflege und Medizin werden integrative und ko-

operative Versorgungsprozesse behindert. Für die Pflege erweist sich der im internationalen Vergleich bestehende Professionalisierungsrückstand als ausgesprochen hinderlich.

Gerade der mangelnde Kompetenzerwerb für die Interaktions- und Kommunikationsprozesse wirkt sich nachteilig in dem am Alltag der Betroffenen orientierten Pflegeprozess aus. Geht es hier doch darum, die verschiedenen Aushandlungen zu fördern und zur gemeinsamen Umsetzung zu bringen. Beratung, Anleitung, präventive Hilfen bei beginnender Überlastung von pflegenden Angehörigen, Symptomkontrolle, Fallverstehen und nicht zuletzt geplante Interventionen durch Berücksichtigung der Verlaufsdynamik bedürfen einer Interaktions- und Kommunikationskompetenz, die derzeit noch nicht ausreichend in den Qualifizierungsprozessen der Ausbildung von Pflegekräften erworben werden kann.

Im Rahmen der Qualifizierung von Pflegenden sieht auch der Sachverständigenrat zur Begutachtung der Entwicklung im Gesundheitswesen in seinem jüngsten Gutachten von 2005 neue Aufgabenteilungen:

„Durch die notwendigen Veränderungen in der Pflegelandschaft ist es mehr denn je erforderlich, den ausschließlichen Fachkräftestatus aufzugeben und zu prüfen, für welche Verrichtungen eine Pflegehelferqualifikation hinreichend ist. Der Arbeitsschwerpunkt der Fachkräfte wird zukünftig im Pflegemanagement, in der Fachaufsicht über die Helfer und in der Beratung von Angehörigen liegen. Insbesondere für diese Aufgabe mangelt es häufig an der notwendigen Qualifikation. Künftig werden sich anspruchsvolle Positionen, einschließlich der Pflegedienstleitungsfunktion, mit komplexen fachlichen Anforderungen entwickeln und daneben niedrigere Qualifikationen mit Helferfunktionen herauskristallisieren. Diese Entwicklung lässt sich zumindest im Ausland, u.a. in den USA und Großbritannien, beobachten. In den Qualifikationsprofilen und Ausbildungsschwerpunkten ist daher eine Umorientierung der Pflege dringend erforderlich. Die Pflege muss sich von der Ausrichtung auf Tradition und Erfordernisse des stationären Bereichs verabschieden und Pflege im häuslichen Lebenszusammenhang wahrnehmen bzw. akzeptieren. Pflegende müssen ihre professionelle Identität auf soziale und kommunikative Anforderungen ausrichten, um den lebensweltlichen Bedürfnissen nach Bewahrung einer „größtmöglichen Normalität des Alltagslebens" auch in den Pflegesituationen gerecht zu werden. Die häufig notwendigen ausführlichen Gespräche und Beratungen werden bisher nicht ausreichend honoriert bzw. finanziert, obwohl deren Stellenwert im Pflege-VG hoch veranschlagt ist" (SVR 2005, S. 406).

Neuere Ansätze, wie die integrierte Versorgung und die Disease-Management-Programmme für chronisch Kranke, dienen einerseits einer qualitativ verbesserten Versorgungskontinuität und andererseits transparenteren und effektiveren Versorgungsabläufen. Beide Konzepte fördern die Schnittstellenharmonisierung und bedürfen multiprofessioneller Teams, in denen qualifizierte Pflegekräfte Case- und Caremanagementaufgaben übernehmen können.

1.2.2 Grundsatz: Prävention und Rehabilitation vor Pflege

Prävention und Gesundheitsförderung bedürfen in unserem immer noch sehr stark kurativ ausgerichteten Gesundheitswesen wesentlich stärkerer Beachtung. Aus diesem Grund hat im Sommer 2004 die Gesundheitsministerkonferenz der Länder für die Eckpunkte des Präventionsgesetzes beschlossen, Prävention und Gesundheitsförderung einschließlich der betrieblichen Gesundheitsförderung als eigenständige und gleichrangige Säule neben Kuration, Rehabilitation und Pflege zu etablieren. Im April 2005 hatte der Deutsche Bundestag das Präventionsgesetz verabschiedet. Das Gesetz ist jedoch wegen des Einspruchs des Bundesrates und der vorzeitigen Auflösung des Bundestages im Sommer 2005 dann nicht mehr in Kraft getreten. Die jetzige Bundesregierung plant allerdings laut Koalitionsvertrag vom November 2005 eine neue Gesetzesinitiative zu einem Präventionsgesetz. Das Bundesgesundheitsministerium hat inzwischen mitgeteilt, dass noch im Jahr 2007 mit einem entsprechenden Gesetzesvorschlag zu rechnen sei. Nachfolgend wird daher der Entwurf des Präventionsgesetzes von 2005 vorgestellt. Der Zweck des Gesetzes ist in § 1 festgelegt:

§ 1 Präventionsgesetz (Entwurf)
Zweck des Gesetzes ist es, Gesundheit, Lebensqualität, Selbstbestimmung und Beschäftigungsfähigkeit durch gesundheitliche Aufklärung und Beratung sowie durch Leistungen zur gesundheitlichen Prävention altersgerecht zu erhalten und zu stärken. Dem Auftreten von Krankheiten und ihrer Verschlimmerung soll entgegengewirkt werden; Einschränkungen der Erwerbsfähigkeit sowie der Eintritt

von krankheitsbedingter Behinderung oder Pflegebedürftigkeit sowie deren Verschlimmerung sollen vermieden oder verzögert werden.

Als Maßnahmen der primären Prävention werden Aufklärung und Fertigkeiten im individuellen Umgang mit Gesundheitsrisiken, Hilfestellungen zur gesunden Lebensweise, Abwehr von Gesundheitsrisiken und -belastungen benannt. Die Maßnahmen der sekundären Prävention liegen im Bereich der Früherkennungsuntersuchungen und ihrer Aufklärung und Beratung zur Inanspruchnahme. Die Maßnahmen der tertiären Prävention beziehen sich auf Unterstützungsleistungen bei bereits eingetretener Erkrankung. Sie umfassen Aufklärung und Beratung zur Bewältigung von Krankheitsrisiken und Krankheitsbelastungen, Unterstützung bei der Krankheitsbewältigung zur Verhinderung von Folgeerkrankungen, medizinisch-therapeutische Krankenbehandlung und Rehabilitation, gesundheitsbezogene Selbsthilfe und pflegerische Maßnahmen. Diese Unterstützungsleistungen für eine eigenverantwortlich gesundheitsbewusste Lebensführung sollen das Krankheits-, Behinderungs- und Pflegebedürftigkeitsrisiko verhindern, senken oder verzögern.

Im pflegerischen Handeln spielt der Präventionsgedanke bisher noch eine unbedeutende Rolle. Die Verhinderung oder Verzögerung von Pflegebedürftigkeit bei chronisch kranken Menschen und die Förderung von Gesundheit durch unterstützende Beratung sind im Pflegehandeln eine relativ neue Prämisse. Pflege steht bisher auch nach dem Verständnis des Grundsatzes „Prävention und Rehabilitation vor Pflege" am Ende aller ausgeschöpften Potenziale. Diese Sichtweise erschwert den präventiven und gesundheitsfördernden Zugang für Menschen mit Pflegerisiko wie die Vielzahl der Chronikerinnen. Ebenso ist bei bereits eingetretener Pflegebedürftigkeit der präventive Gedanke eher untergeordnet. Menschen mit Schlaganfällen, mit Multipler Sklerose, mit Krebs, Behinderungen oder Altersgebrechlichkeit brauchen zur Erhaltung oder Wiederherstellung einer weitgehend eigenständigen Lebensführung mit Teilnahme am sozialen Leben individuell unterstützende Beratungs- und Hilfeleistungen im Sinne eines Präventionsverständnisses. Dieses sollte gerade „nicht länger ein relativ isoliertes Glied in einer Versorgungskette, sondern Bestandteil eines integrativ arbeitenden Systems in allen Phasen der Gesundheitsversorgung" (Hurrelmann u.a. 2004, S.17) sein.

Mit dem Präventionsgesetz will der Gesetzgeber die Grundlagen für eine Pflegeprävention legen. Untersuchungen zu Modellprojekten der Pflegeprävention zeigen insgesamt ermutigende Ergebnisse. Das Deutsche Institut für angewandte Pflegeforschung hat 20 Studien mit ihren Rahmenbedingungen und ihrer Wirksamkeit für präventive Pflege analysiert (vgl. Deutsches Institut für angewandte Pflegeforschung e.V. 2003). Für diese vorwiegend im Ausland angesiedelten Projekte, in denen multiprofessionelle Teams zur Verzögerung der Pflegebedürftigkeit beraten, können durch die Analyseergebnisse dieser Untersuchung Kriterien für eine erfolgreiche präventive Intervention identifiziert werden. Die beratende Pflegeprävention ist als fachliche Beratung auch Beziehungsarbeit, multidimensional und multidisziplinär und bedarf spezifischer Qualifikationen. Sie basiert auf einem Assessment und Folgeassessment für die Dauer von mindestens zwei Jahren und ist zielgruppenorientiert (vgl. Deutsches Institut für angewandte Pflegeforschung e.V. 2003, S. 78).

Hinsichtlich der Beratungsqualifikation sind allerdings noch Defizite auszugleichen. So weisen die Autoren der Studie des Deutschen Instituts für angewandte Pflegeforschung e.V. ebenso wie Görres/Böckler darauf hin, dass die Pflegeberaterinnen neben hoher Sozial- und Fachkompetenz auch Koordinations- und Kooperationsfähigkeiten besitzen müssen (vgl. Deutsches Institut für angewandte Pflegeforschung e.V. 2003, S. 78).

1.2.3 Grundsatz: Patientenorientierung und Stärkung der Patientenrechte

Der Paradigmenwechsel von der parternalistischen zur partnerschaftlichen Beziehungsgestaltung der Akteurinnen im Gesundheitswesen folgt dem ethischen Grundgedanken der Autonomie und Verantwortung. Selbstbestimmung bedarf allerdings ausreichender Kenntnisse und Kompetenzen, welche die Patientinnenrechte gewährleisten sollen. Patientinneninformationen und

-aufklärung sind somit eine wesentliche Voraussetzung zur Ausübung der Patientinnenrechte.

Gerade chronisch Kranke, die lebenslang mit Gesundheitsbeeinträchtigungen umgehen müssen, sollen als Patientinnen in die Lage versetzt werden, Entscheidungen zum Behandlungsplan gemeinsam zu treffen. Dazu sind Interaktionen der Beteiligten notwendig, die das Informationsbedürfnis der Kranken befriedigen, Fragen der Patientinnen berücksichtigen und fördern und Behandlungsstrategien mit ihren Vor- und Nachteilen sowie Alternativen zur Diskussion stellen. Dabei wird sich die strukturell asymmetrische Kommunikation erst einmal nicht auflösen lassen. Sie muss aber dann keine Ungleichheit bleiben, wenn Patientinnen als Expertinnen ihrer Alltagspraxis, ihrer Werte und Einstellungen, ihrer Handlungsoptionen in ihren sozialen Bezügen die gleiche Berücksichtigung finden, wie medizinische Parameter (vgl. Anselm 2003).

In der Charta der Patientinnenrechte, die auf den Beschluss der 72. Konferenz der für das Gesundheitswesen zuständigen Ministerinnen und Minister, Senatorinnen und Senatoren 1999 zurück geht, sind folgende Patientinnenrechte ausgewiesen (vgl. Projektgruppe Patienteninformation 2004):
- Niemand darf bei der medizinischen Versorgung wegen Geschlecht, Abstammung, Rasse, Sprache, Heimat und Herkunft, seines Glaubens, seiner religiösen, politischen und sonstigen Anschauungen, seines Alters, seiner Lebensumstände oder seiner Behinderung diskriminiert werden.
- Behandlung und Pflege haben die Würde und Integrität der Patientinnen zu achten, ihr Selbstbestimmungsrecht und ihr Recht auf Privatheit zu respektieren und das Gebot der Humanität zu beachten.
- Respekt, Vertrauen und die einverständliche Zusammenarbeit von Ärztinnen, Pflegepersonal und Patientinnen sind unabdingbare Voraussetzungen für den gewünschten Erfolg einer Behandlung.
- Nur wer seine Rechte und Pflichten kennt, kann diese Aufgabe bewusst und erfolgreich wahrnehmen. Wer als Patientin über seine Rechte informiert ist, kann sich aktiv am Behandlungsprozess beteili-

gen. Wer als Ärztin, Krankenhaus oder Versicherer seine Pflichten kennt, kann Patientinnen besser unterstützen.
- Das Dokument ist eine Momentaufnahme und wird entsprechend der rechtlichen Entwicklung fortzuschreiben sein. Insbesondere gilt es, die Beteiligung von Patientinnen im Gesundheitswesen auszubauen.
- Patientinnen haben ein Recht auf detaillierte Information und Beratung, sichere, sorgfältige und qualifizierte Behandlung und angemessene Beteiligung. Dabei sind die ärztliche Schweigepflicht und der Datenschutz zu beachten.
- Ein Behandlungserfolg kann jedoch trotz bester Therapie nicht garantiert werden. Gleichzeitig fördert die Mitwirkung und Einhaltung der Pflichten durch die Patientinnen sehr wesentlich den Behandlungserfolg.

Die individuellen Patientinnenrechte finden Unterstützung durch die Bürgerbeteiligung in gesundheitlichen Fragen, wie sie die WHO in ihrer Declaration on the Promotion of Patients' Rights in Europe bereits 1994 festgelegt hat: "Patients have a collective right to some form of representation at each level of the health care system in matters pertaining to the planning and evaluation of services, including the range, quality and functioning of the care provided." Die Mitsprache der Patientinnenvertreter in entscheidenden gesundheitspolitischen Gremien im Gesundheitswesen, die Gesetze und Richtlinien zur Qualität der Leistungserbringer sowie das neugeschaffene Institut für Qualität und Wirtschaftlichkeit im Gesundheitswesen sind politisch initiierte Bausteine zur Stärkung der Patientinnenrechte.

Darüber hinaus soll die Stärkung der Rechte der Patientinnen noch durch die Patientinnenbeauftragte mit spezifischen Aufgaben gesichert werden. Nach § 140 h SGB V (Sozialgesetzbuch Fünftes Buch - Gesetzliche Krankenversicherung -SGB V- vom 20. Dezember 1988, BGBl. I S. 2477, 2482, zuletzt geändert durch Gesetz vom 22. Dezember 2006, BGBl. I, S. 3439) soll sie sich in ihrem Amt als Beauftragte der Bundesregierung für die Belange der Patientinnen einsetzen. Ihre Aufgaben hat der Gesetzgeber in § 140 h Absatz 2 SBG V folgendermaßen festgelegt:

§ 140 h SGB V Verträge zu integrierten Versorgungsformen
(2) Aufgabe der beauftragten Person ist es, darauf hinzuwirken, dass die Belange von Patientinnen und Patienten besonders hinsichtlich ihrer Rechte auf umfassende und unabhängige Beratung und objektive Information durch Leistungserbringer, Kostenträger und Behörden im Gesundheitswesen und auf die Beteiligung bei Fragen der Sicherstellung der medizinischen Versorgung berücksichtigt werden. Sie setzt sich bei der Wahrnehmung dieser Aufgabe dafür ein, dass unterschiedliche Lebensbedingungen und Bedürfnisse von Frauen und Männern beachtet und in der medizinischen Versorgung sowie in der Forschung geschlechtsspezifische Aspekte berücksichtigt werden.

Mit dem neuen GKV-Modernisierungsgesetz sind durch die Beauftragte erstmals die Mitwirkungsrechte der Patientinnen in der gesundheitlichen Versorgung gesetzlich verankert (Gesetz zur Modernisierung der gesetzlichen Krankenversicherung - GKV-Modernisierungsgesetz -GMG- vom 14. November 2003, BGBl. I S. 2190, zuletzt geändert durch Gesetz vom 15. Dezember 2004, BGBl. I S. 3445).

1.3 Pflegeberatung im Kontext gesetzlicher Bestimmungen

In mehreren Gesetzen hat der Gesetzgeber ausdrücklich die Beratung als Hilfestellung zur Bewältigung der Pflegebedürftigkeit bestimmt. Sowohl in der Kranken- und Pflegeversicherung als auch in den neueren, die pflegerische Versorgung unterstützenden Gesetzen, wie dem Pflegequalitätssicherungsgesetz (Gesetz zur Qualitätssicherung und zur Stärkung des Verbraucherschutzes in der Pflege - Pflegequalitätssicherungsgesetz -PQsG- vom 9. September 2001, BGBl. I S. 2320) und dem Pflegeleistungsergänzungsgesetz (Gesetz zur Ergänzung der Leistungen bei häuslicher Pflege von Pflegebedürftigen mit erheblichem allgemeinen Betreuungsbedarf - Pflegeleistungs-Ergänzungsgesetz -PflEG- vom 14. Dezember 2001, BGBl. I S. 3728) nimmt die Beratung einen hohen Stellenwert ein.

1.3.1 SGB V: Gesetzliche Krankenversicherung

Die gesetzlichen Krankenversicherungen in Deutschland haben präventive, kurative und rehabilitative Aufgaben für die gesundheitliche Versorgung ihrer Versicherten. Ihr Auftrag ist es, durch Aufklärung, Beratung und Leistungen die Versicherten in einer gesundheitsbewussten Lebensführung zu unterstützen:

SGB V § 1 Solidarität und Eigenverantwortung
§ 1 SGB V
Die Krankenversicherung als Solidargemeinschaft hat die Aufgabe, die Gesundheit der Versicherten zu erhalten, wiederherzustellen oder ihren Gesundheitszustand zu bessern. Die Versicherten sind für ihre Gesundheit mitverantwortlich; sie sollen durch eine gesundheitsbewusste Lebensführung, durch frühzeitige Beteiligung an gesundheitlichen Vorsorgemaßnahmen sowie durch aktive Mitwirkung an Krankenbehandlung und Rehabilitation dazu beitragen, den Eintritt von Krankheit und Behinderung zu vermeiden oder ihre Folgen zu überwinden. Die Krankenkassen haben den Versicherten dabei durch Aufklärung, Beratung und Leistungen zu helfen und auf gesunde Lebensverhältnisse hinzuwirken.

Während die gesundheitlichen Aufklärungen meist durch Broschüren und Internetportale realisiert werden, finden Beratungen zum Leistungsanspruch in der Regel durch Sozialversicherungsfachangestellte statt (vgl. Wöllenstein 2004).

SGB V § 39 a Stationäre und ambulante Hospizleistungen
Im § 39 a SGB V, welcher die stationären und ambulanten Hospizleistungen für Schwerkranke regelt, die keiner Krankenhausbehandlung bedürfen, wird in Absatz 2 ausdrücklich die beratende Tätigkeit des ambulanten Hospizdienstes festgelegt:

§ 39 a SGB V Stationäre und ambulante Hospizleistungen
(2) Die Krankenkasse hat ambulante Hospizdienste zu fördern, die für Versicherte, die keiner Krankenhausbehandlung und keiner stationären oder teilstationären Versorgung in einem Hospiz bedürfen, qualifizierte ehrenamtliche Sterbebegleitung in deren Haushalt oder Familie erbringen. Voraussetzung der Förderung ist außerdem, dass der ambulante Hospizdienst

1. mit palliativ-medizinisch erfahrenen Pflegediensten und Ärzten zusammenarbeitet sowie
2. unter der fachlichen Verantwortung einer Krankenschwester, eines Krankenpflegers oder einer anderen fachlich qualifizierten Person steht, die über mehrjährige Erfahrung in der palliativ-medizinischen Pflege oder über eine entsprechende Weiterbildung verfügt und eine Weiterbildung als verantwortliche Pflegefachkraft oder in Leitungsfunktionen nachweisen kann.

Der ambulante Hospizdienst erbringt palliativ-pflegerische Beratung durch entsprechend ausgebildete Fachkräfte und stellt die Gewinnung, Schulung, Koordination und Unterstützung der ehrenamtlich tätigen Personen, die für die Sterbebegleitung zur Verfügung stehen, sicher.

In den Rahmenvereinbarungen nach § 39 a Abs. 2 SGB V haben die Spitzenverbände der Krankenkassen mit den Wohlfahrtsverbänden Anfang 2002 die Aufgaben der Fachkraft festgelegt. Sie erstrecken sich über Organisation und reichen bis zur Qualifizierung ehrenamtlicher Mitarbeiterinnen, Qualitätssicherung und die palliativ/pflegerische und psychosoziale Beratung von sterbenden Menschen und ihren Angehörigen. Die Fachkraft muss eine dreijährige pflegerische Ausbildung, mindestens drei Jahre Berufserfahrung, eine Palliativ-Care-Weiterbildungsmaßnahme für Pflegende und einen Nachweis von einem Koordinatoren sowie einem Führungskompetenzseminar besitzen.

SGB V § 65 b Förderung von Einrichtungen zur Verbraucher- und Patientenberatung

Zur Patientinneninformation und Stärkung der Patientinnenkompetenz hat der Gesetzgeber im § 65 b SGB V die Möglichkeit zur Förderung einer unabhängigen Verbraucher- und Patientinnenberatung geschaffen:

§ 65 b SGB V Förderung von Einrichtungen zur Verbraucher- und Patientenberatung

(1) Die Spitzenverbände der Krankenkassen fördern mit jährlich insgesamt 5.113.000 Euro je Kalenderjahr im Rahmen von Modellvorhaben gemeinsam und einheitlich Einrichtungen zur Verbraucher- oder Patientenberatung, die sich die gesundheitliche Information, Beratung und Aufklärung von Versicherten zum Ziel gesetzt haben und die von den Spitzenverbänden als förderungsfähig anerkannt wurden. Die Förderung einer Einrichtung zur Verbraucher- oder Pati-

entenberatung setzt deren Nachweis über ihre Neutralität und Unabhängigkeit voraus. § 63 Abs. 5 Satz 2 und § 65 gelten entsprechend.
(2) Die Spitzenverbände der Krankenkassen haben die Fördermittel nach Absatz 1 Satz 1 durch eine dem Anteil der Mitglieder ihrer Kassenart an der Gesamtzahl aller Mitglieder der Krankenkassen entsprechende Umlage aufzubringen. Das Nähere zur Vergabe der Fördermittel vereinbaren die Spitzenverbände der Krankenkassen gemeinsam und einheitlich.

Für die seit 2001 geförderten 30 Modellprojekte konnten jüngst die Ergebnisse der wissenschaftlichen Begleitforschung vorgelegt werden (vgl. Schaeffer u.a. 2005). Die Auswertung der Projekte, die in solche mit personalkommunikativen Angeboten, mit virtuellen Angeboten und mit Angeboten zu Querschnittsthemen unterteilt wurden, hat nicht nur einen erheblichen Umfang an Kenntnissen zur Patientinnenberatung befördert, sondern auch Hinweise für eine in Deutschland noch gering entwickelte Beratungskultur im Gesundheitswesen.

In den Empfehlungen zu einer bedarfs- und bedürfnisgerechten Weiterentwicklung unabhängiger Patientinnenberatung formulieren die Autorinnen dann auch zunächst für die konzeptionellen Grundlagen die Ermittlung des Beratungsbedarfs in der Gesamtbevölkerung, einen theoretisch fundierten und operationalisierten Beratungsbegriff sowie die Ermittlung der subjektiven Bedürfnisse und Wünsche der Nutzerinnen. Für die Gesamtkonzeption empfehlen sie ein ausgeglichenes Verhältnis zwischen themenspezifischen und themenunspezifischen Projekten, ein themenspezifisches überregionales Angebot von Beratungs- und Informationsstellen, eine regional ausgewogene Verteilung und einfache Zugangswege für die Nutzerinnen (vgl. Schaeffer u.a. 2005, S. 262 ff.).

1.3.2 SGB XI: Soziale Pflegeversicherung

Ähnlich wie in § 1 SGB V der gesetzlichen Krankenversicherung, bestimmt der § 7 SGB XI den Anspruch der Versicherten auf Aufklärung und Beratung. Allerdings ist der § 7 SGB XI deutlich differenzierter in der Aufgabenausweisung:

SGB XI § 7 Aufklärung, Beratung
§ 7 SGB XI

(1) Die Pflegekassen haben die Eigenverantwortung der Versicherten durch Aufklärung und Beratung über eine gesunde, der Pflegebedürftigkeit vorbeugende Lebensführung zu unterstützen und auf die Teilnahme an gesundheitsfördernden Maßnahmen hinzuwirken.

(2) Die Pflegekassen haben die Versicherten und ihre Angehörigen und Lebenspartner in den mit der Pflegebedürftigkeit zusammenhängenden Fragen, insbesondere über die Leistungen der Pflegekassen sowie über die Leistungen und Hilfen anderer Träger, zu unterrichten und zu beraten. Mit Einwilligung des Versicherten haben der behandelnde Arzt, das Krankenhaus, die Rehabilitations- und Vorsorgeeinrichtungen sowie die Sozialleistungsträger unverzüglich die zuständige Pflegekasse zu benachrichtigen, wenn sich der Eintritt von Pflegebedürftigkeit abzeichnet oder wenn Pflegebedürftigkeit festgestellt wird. Für die Beratung erforderliche personenbezogene Daten dürfen nur mit Einwilligung des Versicherten erhoben, verarbeitet und genutzt werden.

(3) Zur Unterstützung des Pflegebedürftigen bei der Ausübung seines Wahlrechts nach § 2 Abs. 2 sowie zur Förderung des Wettbewerbs und der Überschaubarkeit des vorhandenen Angebots hat die zuständige Pflegekasse dem Pflegebedürftigen spätestens mit dem Bescheid über die Bewilligung seines Antrags auf Gewährung häuslicher, teil- oder vollstationärer Pflege eine Vergleichsliste über die Leistungen und Vergütungen der zugelassenen Pflegeeinrichtungen zu übermitteln, in deren Einzugsbereich die pflegerische Versorgung gewährleistet werden soll (Leistungs- und Preisvergleichsliste). Die Leistungs- und Preisvergleichsliste hat zumindest die für die Pflegeeinrichtung jeweils geltenden Festlegungen der Leistungs- und Qualitätsvereinbarung nach § 80a sowie der Vergütungsvereinbarung nach dem achten Kapitel zu enthalten. Zugleich ist dem Pflegebedürftigen eine Beratung darüber anzubieten, welche Pflegeleistungen für ihn in seiner persönlichen Situation in Betracht kommen.

(4) Die Pflegekassen können sich zur Wahrnehmung ihrer Beratungsaufgaben nach diesem Buch aus ihren Verwaltungsmitteln an der Finanzierung und arbeitsteiligen Organisation von Beratungsangeboten anderer Träger beteiligen; die Neutralität und Unabhängigkeit der Beratung ist zu gewährleisten.

In Absatz 1 werden sowohl beratende präventive wie rehabilitative Unterstützungsleistungen festgelegt, die das Risiko der Pflegebedürftigkeit verzögern oder mindern. Diese aufklärenden oder beratenden Maßnahmen sollen ausdrücklich gesundheitsfördernde Zielsetzungen haben. Die Angehörigen und Lebenspartnerinnen werden in Absatz 2 in allen mit der Pflegebedürftigkeit einhergehenden Lebensbedingungen und Alltagsbewältigungen beratend unterstützt. Bei Leistungsgewährung sind die Pflegebedürftigen und ihre Bezugspersonen nach Absatz 3 über Pflegeeinrichtungen und deren Qualität durch eine Leistungs- und Vergleichsliste zu informieren und Beratung für die Möglichkeiten der Inanspruchnahme anzubieten. Ausdrücklich betont der Gesetzgeber in Absatz 4 die Neutralität und Unabhängigkeit der Beratung, wenn sie diese an Organisationen oder Träger von Beratungsangeboten überträgt.

SGB XI § 37 Pflegegeld für selbst beschaffte Pflegehilfen
Im Rahmen der Leistungsgewährung von Pflegegeld sieht der Gesetzgeber im § 37 Absatz 3 SGB XI einen Beratungsbesuch durch eine Pflegefachkraft vor:

> § 37 SGB XI Pflegegeld für selbst beschaffte Pflegehilfen
> (1) Pflegebedürftige können anstelle der häuslichen Pflegehilfe ein Pflegegeld beantragen. Der Anspruch setzt voraus, dass der Pflegebedürftige mit dem Pflegegeld dessen Umfang entsprechend die erforderliche Grundpflege und hauswirtschaftliche Versorgung in geeigneter Weise selbst sicherstellt. Das Pflegegeld beträgt je Kalendermonat:
> 1. für Pflegebedürftige der Pflegstufe I 205 Euro,
> 2. für Pflegebedürftige der Pflegestufe II 410 Euro,
> 3. für Pflegebedürftige der Pflegestufe III 665 Euro.
> (2) Besteht der Anspruch nach Absatz 1 nicht für den vollen Kalendermonat, ist der Geldbetrag entsprechend zu kürzen; dabei ist der Kalendermonat mit 30 Tagen anzusetzen. Das Pflegegeld wird bis zum Ende des Kalendermonats geleistet, in dem der Pflegebedürftige gestorben ist.
> (3) Pflegebedürftige, die Pflegegeld nach Absatz 1 beziehen, haben
> 1. bei Pflegestufe I und II einmal halbjährlich,
> 2. bei Pflegestufe III einmal vierteljährlich
> eine Beratung in der eigenen Häuslichkeit durch eine zugelassene Pflegeeinrichtung oder, sofern dies durch eine zugelassene Pflegeeinrichtung vor Ort nicht gewährleistet werden kann, durch eine von der Pflegekasse beauftragte, jedoch von ihr nicht angestellte Pflegefachkraft abzurufen. Die Beratung dient der Sicherung der Qualität der häuslichen Pflege und der regelmäßigen Hilfestellung und praktischen pflegefachlichen Unterstützung der häuslich Pflegenden. Die Vergütung für die Beratung ist von der zuständigen Pflegekasse, bei privat Pflegeversicherten von dem zuständigen privaten Versicherungsunternehmen zu tragen, im Fall der Beihilfeberechtigung anteilig von den Beihilfefestsetzungsstellen. Sie beträgt in den Pflegestufen I und II bis zu 16 Euro und in der Pflegestufe

III bis zu 26 Euro. Pflegebedürftige, bei denen ein erheblicher Bedarf an allgemeiner Beaufsichtigung und Betreuung nach § 45a festgestellt ist, sind berechtigt, den Beratungseinsatz innerhalb der in Satz 1 genannten Zeiträume zweimal in Anspruch zu nehmen.

(4) Die Pflegedienste sowie die beauftragten Pflegefachkräfte haben die Durchführung der Beratungseinsätze gegenüber der Pflegekasse oder dem privaten Versicherungsunternehmen zu bestätigen sowie die bei dem Beratungsbesuch gewonnenen Erkenntnisse über die Möglichkeiten der Verbesserung der häuslichen Pflegesituation dem Pflegebedürftigen und mit dessen Einwilligung der Pflegekasse oder dem privaten Versicherungsunternehmen mitzuteilen, im Fall der Beihilfeberechtigung auch der zuständigen Beihilfefestsetzungsstelle. Die Spitzenverbände der Pflegekassen und die privaten Versicherungsunternehmen stellen ihnen für diese Mitteilung ein einheitliches Formular zur Verfügung. Der beauftragte Pflegedienst hat dafür Sorge zu tragen, dass für einen Beratungsbesuch im häuslichen Bereich Pflegekräfte eingesetzt werden, die spezifisches Wissen zu dem Krankheits- und Behinderungsbild sowie des sich daraus ergebenden Hilfebedarfs des Pflegebedürftigen mitbringen und über besondere Beratungskompetenz verfügen. Zudem soll bei der Planung für die Beratungsbesuche weitestgehend sichergestellt werden, dass der Beratungsbesuch bei einem Pflegebedürftigen möglichst auf Dauer von derselben Pflegekraft durchgeführt wird.
(5) Die Spitzenverbände der Pflegekassen und der Verband der privaten Krankenversicherung e.V. beschließen gemeinsam mit den Vereinigungen der Träger der ambulanten Pflegeeinrichtungen auf Bundesebene unter Beteiligung des Medizinischen Dienstes der Spitzenverbände der Krankenkassen Empfehlungen zur Qualitätssicherung der Beratungsbesuche nach Absatz 3.
(6) Rufen Pflegebedürftige die Beratung nach Absatz 3 Satz 1 nicht ab, hat die Pflegekasse oder das private Versicherungsunternehmen das Pflegegeld angemessen zu kürzen und im Wiederholungsfall zu entziehen.
Die Ergebnisse des Beratungsgesprächs nach §37 Abs. 3 sind von der Pflegefachkraft der jeweiligen Pflegeversicherung im Kontext der pflegerischen Qualitätssicherung mitzuteilen. Ein Versäumnis des Beratungsgesprächs durch den Versicherten wird sanktioniert.

Pflegequalitätssicherungsgesetz

Mit dem Pflegequalitätssicherungsgesetz von 2001 will der Gesetzgeber die Verbraucherinnenrechte in der Pflege stärken und die Qualität der Pflegeleistungen sichern. Die Ergebnisse des Qualitätsmanagements beinhalten wesentliche Nutzerinneninformationen. Durch verstärkte Beratung und Information sind die Pflegebedürftigen wie auch ihre Angehörigen besser in der Lage, ihre Rechte wahrzunehmen.

SGB XI § 80 Maßstäbe und Grundsätze zur Sicherung und Weiterentwicklung der Pflegequalität
§ 80 SGB XI
(1) Die Spitzenverbände der Pflegekassen, die Bundesarbeitsgemeinschaft der überörtlichen Träger der Sozialhilfe, die Bundesvereinigung der kommunalen Spitzenverbände und die Vereinigungen der Träger der Pflegeeinrichtungen auf Bundesebene vereinbaren gemeinsam und einheitlich unter Beteiligung des Medizinischen Dienstes der Spitzenverbände der Krankenkassen sowie unabhängiger Sachverständiger Grundsätze und Maßstäbe für die Qualität und die Qualitätssicherung der ambulanten und stationären Pflege sowie für die Entwicklung eines einrichtungsinternen Qualitätsmanagements, das auf eine stetige Sicherung und Weiterentwicklung der Pflegequalität ausgerichtet ist. Sie arbeiten dabei mit dem Verband der privaten Krankenversicherung e. V., den Verbänden der Pflegeberufe sowie den Verbänden der Behinderten und der Pflegebedürftigen eng zusammen. Die Vereinbarungen sind im Bundesanzeiger zu veröffentlichen; sie sind für alle Pflegekassen und deren Verbände sowie für die zugelassenen Pflegeeinrichtungen unmittelbar verbindlich.

(2) Die Vereinbarungen nach Absatz 1 können von jeder Partei mit einer Frist von einem Jahr ganz oder teilweise gekündigt werden. Nach Ablauf des Vereinbarungszeitraums oder der Kündigungsfrist gilt die Vereinbarung bis zum Abschluss einer neuen Vereinbarung weiter.

(3) Kommt eine Vereinbarung nach Absatz 1 innerhalb von zwölf Monaten ganz oder teilweise nicht zustande, nachdem eine Vertragspartei schriftlich zu Verhandlungen aufgefordert hat, kann ihr Inhalt durch Rechtsverordnung der Bundesregierung mit Zustimmung des Bundesrates festgelegt werden.

SGB XI § 80 a Leistungs- und Qualitätsvereinbarung mit Pflegeheimen
§ 80 a SBG XI
(1) Bei teil- oder vollstationärer Pflege setzt der Abschluss einer Pflegesatzvereinbarung nach dem Achten Kapitel ab dem 1. Januar 2004 den Nachweis einer wirksamen Leistungs- und Qualitätsvereinbarung durch den Träger des zugelassenen Pflegeheims voraus; für Pflegeeinrichtungen, die erstmals ab dem 1. Januar 2002 zur teil- oder vollstationären Pflege nach § 72 zugelassen werden, gilt dies bereits für den Abschluss der ersten und jeder weiteren Pflegesatzvereinbarung vor dem 1. Januar 2004. Parteien der Leistungs- und Qualitätsvereinbarung sind die Vertragsparteien nach § 85 Abs. 2.

(2) In der Leistungs- und Qualitätsvereinbarung sind die wesentlichen Leistungs- und Qualitätsmerkmale festzulegen. Dazu gehören insbesondere:
1. die Struktur und die voraussichtliche Entwicklung des zu betreuenden Personenkreises, gegliedert nach Pflegestufen, besonderem Bedarf an Grundpflege, medizinischer Behandlungspflege oder sozialer Betreuung,

2. Art und Inhalt der Leistungen, die von dem Pflegeheim während des nächsten Pflegesatzzeitraums oder der nächsten Pflegesatzzeiträume (§ 85 Abs. 3) erwartet werden, sowie
3. die personelle und sächliche Ausstattung des Pflegeheims einschließlich der Qualifikation der Mitarbeiter.
Die Festlegungen nach Satz 2 sind für die Vertragsparteien nach § 85 Abs. 2 und für die Schiedsstelle als Bemessungsgrundlage für die Pflegesätze und die Entgelte für Unterkunft und Verpflegung nach dem Achten Kapitel unmittelbar verbindlich.
(3) Die Leistungs- und Qualitätsvereinbarung ist in der Regel zusammen mit der Pflegesatzvereinbarung nach § 85 abzuschließen; sie kann auf Verlangen einer Pflegesatzpartei auch zeitlich unabhängig von der Pflegesatzvereinbarung abgeschlossen werden. Kommt eine Vereinbarung nach Absatz 1 innerhalb von sechs Wochen ganz oder teilweise nicht zustande, nachdem eine Vertragspartei schriftlich zu Vertragsverhandlungen aufgefordert hat, entscheidet die Schiedsstelle nach § 76 auf Antrag einer Vertragspartei über die Punkte, über die keine Einigung erzielt werden konnte. § 73 Abs. 2 sowie § 85 Abs. 3 Satz 2 bis 4 gelten entsprechend.
(4) Der Träger des Pflegeheims ist verpflichtet, mit dem in der Leistungs- und Qualitätsvereinbarung als notwendig anerkannten Personal die Versorgung der Heimbewohner jederzeit sicherzustellen. Er hat bei Personalengpässen oder – ausfällen durch geeignete Maßnahmen sicherzustellen, dass die Versorgung der Heimbewohner nicht beeinträchtigt wird. Bei unvorhersehbaren wesentlichen Veränderungen in den Belegungs- oder Leistungsstrukturen des Pflegeheims kann jede Vereinbarungspartei eine Neuverhandlung der Leistungs- und Qualitätsvereinbarung verlangen. § 85 Abs. 7 gilt entsprechend.
(5) Auf Verlangen einer Vertragspartei nach Absatz 1 Satz 2 hat der Träger einer Einrichtung in einem Personalabgleich nachzuweisen, dass seine Einrichtung das nach Absatz 2 Satz 2 Nr. 3 als notwendig anerkannte und vereinbarte Personal auch tatsächlich bereitstellt und bestimmungsgemäß einsetzt.

SGB XI § 45 a Pflegeleistungsergänzungsgesetz

Mit dem Pflegeleistungsergänzungsgesetz von 2002 hat der Gesetzgeber einen ersten Schritt zur besseren Versorgung von Menschen mit erheblichem allgemeinen Betreuungsbedarfs aufgrund demenzieller Erkrankungen oder geistiger und psychischer Beeinträchtigungen gemacht. Im § 45 a SGB XI wird dazu der berechtigte Personenkreis definiert:

§ 45 a SBG XI Berechtigter Personenkreis
(1) Die Leistungen in diesem Abschnitt betreffen Pflegebedürftige in häuslicher Pflege, bei denen neben dem Hilfebedarf im Bereich der Grundpflege und der hauswirtschaftlichen Versorgung (§§ 14 und 15) ein erheblicher Bedarf an allgemeiner Beaufsichtigung und Betreuung gegeben ist. Dies sind Pflegebedürftige der Pflegestufen I, II, III, mit demenzbedingten Fähigkeitsstörungen, mit geistigen Behinderungen oder psychischen Erkrankungen, bei denen der Medizinische Dienst der Krankenversicherung im Rahmen der Begutachtung nach §18 als Folge der Krankheit oder Behinderung Auswirkungen auf die Aktivitäten des täglichen Lebens festgestellt hat, die dauerhaft zu einer erheblichen Einschränkung der Alltagskompetenz geführt haben.

(2) Für die Bewertung, ob die Einschränkung der Alltagskompetenz auf Dauer erheblich ist, sind folgende Schädigungen und Fähigkeitsstörungen maßgebend:
1. unkontrolliertes Verlassen des Wohnbereichs (Weglauftendenz);
2. Verkennen oder Verursachen gefährdender Situationen;
3. unsachgemäßer Umgang mit gefährlichen Gegenständen oder potenziell gefährdenden Substanzen;
4. tätlich oder verbal aggressives Verhalten in Verkennung der Situation;
5. im situativen Kontext inadäquates Verhalten;
6. Unfähigkeit, die eigenen körperlichen oder seelischen Bedürfnisse wahrzunehmen;
7. Unfähigkeit zu einer erforderlichen Kooperation bei therapeutischen oder schützenden Maßnahmen als Folge einer therapieresistenten Depression oder Angststörung;
8. Störung der höheren Hirnfunktionen (Beeinträchtigung des Gedächtnisses, herabgesetztes Urteilsvermögen), die zu Problemen bei der Bewältigung von sozialen Alltagsleistungen geführt haben;
9. Störungen des Tag-/Nacht-Rhythmus;
10. Unfähigkeit, eigenständig den Tagesablauf zu planen und zu strukturieren;
11. Verkennen von Alltagssituationen und inadäquates Reagieren in Alltagssituationen;
12. ausgeprägtes labiles oder unkontrolliert emotionales Verhalten;
13. zeitlich überwiegend Niedergeschlagenheit, Verzagtheit, Hilflosigkeit oder Hoffnungslosigkeit aufgrund einer therapieresistenten Depression.

Die Alltagskompetenz ist erheblich eingeschränkt, wenn der Gutachter des Medizinischen Dienstes bei dem Pflegebedürftigen wenigstens in zwei Bereichen, davon mindestens einmal aus einem der Bereiche 1 - 9, dauerhafte und regelmäßig Schädigungen oder Fähigkeitsstörungen feststellt. Die Spitzenverbände der Pflegekassen gemeinsam und einheitlich beschließen mit dem Verband der privaten Krankenversicherung e.V. unter Beteiligung der kommunalen Spitzenverbände auf Bundesebene und des Medizinischen Dienstes der Spitzenverbände der Krankenkassen in Ergänzung der Richtlinien nach §17 das Nähere zur einheitlichen Begutachtung und Feststellung des erheblichen und dauerhaften Bedarfs an allgemeiner Beaufsichtigung und Betreuung. Auch für die Betreuung dieser Pflegeklientel gilt der Beratungsbesuch nach § 37 Abs. 3.

1.3.3 Pflegeausbildungen der Alten- und Krankenpflege

In den neuen Pflegeausbildungsgesetzen, die 2003 und 2004 in Kraft traten (Gesetz über Berufe in der Krankenpflege - Krankenpflegegesetz -KrPflG- vom 16. Juli 2003, BGBl. I, S. 1442, zuletzt geändert durch Gesetz vom 31. Oktober 2006, BGBl. I, S. 2407, 2413 sowie Gesetz über die Berufe in der Altenpflege - Altenpflegegesetz -AltPflG- vom 17. November 2000, BGBl. I S. 1513, zuletzt geändert durch Verordnung vom 31. Oktober 2006, BGBl. I, S. 2407), nimmt die Beratung, Anleitung und Unterstützung von Menschen für die Bewältigung von Krankheit und Altersgebrechlichkeit einen bisher unbekannten Stellenwert ein. Die in den §§ 3 ff. formulierten Ausbildungsziele der Alten- Kranken- und Kinderkrankenpflege legen neben der theoriegeleiteten Pflegeplanung, Pflegedurchführung und Pflegeevaluation ausdrücklich auch die Hilfestellung zum gesundheitsfördernden Umgang mit Krankheit, Behinderung und Altergebrechlichkeit fest. Dabei bezieht sich die Beratungs- und Anleitungstätigkeit nicht nur auf die Pflegebedürftigen selbst, sondern auch auf ihre Angehörigen, Bezugspersonen oder Pflegende, die keine ausgebildeten Pflegekräfte sind.

Altenpflegegesetz: § 3 Ausbildungsziel
§ 3 Altenpflegegesetz
Die Ausbildung in der Altenpflege soll die Kenntnisse, Fähigkeiten und Fertigkeiten vermitteln, die zur selbständigen und eigenverantwortlichen Pflege einschließlich der Beratung, Begleitung und Betreuung alter Menschen erforderlich sind. Dies umfasst insbesondere:
1. die sach- und fachkundige, den allgemein anerkannten pflegewissenschaftlichen, insbesondere den medizinisch-pflegerischen Erkenntnissen entsprechende, umfassende und geplante Pflege,
2. die Mitwirkung bei der Behandlung kranker alter Menschen einschließlich der Ausführung ärztlicher Verordnungen,
3. die Erhaltung und Wiederherstellung individueller Fähigkeiten im Rahmen geriatrischer und gerontopsychiatrischer Rehabilitationskonzepte,

4. die Mitwirkung an qualitätssichernden Maßnahmen in der Pflege, der Betreuung und der Behandlung,
5. die Gesundheitsvorsorge einschließlich der Ernährungsberatung,
6. die umfassende Begleitung Sterbender,
7. die Anleitung, Beratung und Unterstützung von Pflegekräften, die nicht Pflegefachkräfte sind,
8. die Betreuung und Beratung alter Menschen in ihren persönlichen und sozialen Angelegenheiten,
9. die Hilfe zur Erhaltung und Aktivierung der eigenständigen Lebensführung einschließlich der Förderung sozialer Kontakte und
10. die Anregung und Begleitung von Familien- und Nachbarschaftshilfe und die Beratung pflegender Angehöriger.

Darüber hinaus soll die Ausbildung dazu befähigen, mit anderen in der Altenpflege tätigen Personen zusammenzuarbeiten und diejenigen Verwaltungsarbeiten zu erledigen, die in unmittelbarem Zusammenhang mit den Aufgaben in der Altenpflege stehen.

Krankenpflegegesetz: § 3 Ausbildungsziel
§ 3 Krankenpflegegesetz

(1) Die Ausbildung für Personen nach § 1 Abs. 1 Nr. 1 und 2 soll entsprechend dem allgemein anerkannten Stand pflegewissenschaftlicher, medizinischer und weiterer bezugswissenschaftlicher Erkenntnisse fachliche, personale, soziale und methodische Kompetenzen zur verantwortlichen Mitwirkung insbesondere bei der Heilung, Erkennung und Verhütung von Krankheiten vermitteln. Sie bezieht sich auf die heilende Pflege, die unter Einbeziehung präventiver, rehabilitativer und palliativer Maßnahmen auf die Wiedererlangung, Verbesserung, Erhaltung und Förderung der physischen und psychischen Gesundheit der Patientinnen und Patienten auszurichten ist. Dabei sind die unterschiedlichen Pflege- und Lebenssituationen sowie Lebensphasen und die Selbständigkeit und Selbstbestimmung der Patientinnen und Patienten zu berücksichtigen (Ausbildungsziel).

(2) Die Ausbildung für die Pflege nach Absatz 1 soll insbesondere dazu befähigen
1. die folgenden Aufgaben eigenständig auszuführen:
   a) Erhebung und Feststellung des Pflegebedarfs, Planung, Organisation, Durchführung und Dokumentation der Pflege,
   b) Evaluation der Pflege, Sicherung und Entwicklung der Qualität der Pflege,
   c) Beratung, Anleitung und Unterstützung von Patientinnen und Patienten und ihrer Bezugspersonen in der individuellen Auseinandersetzung mit Gesundheit und Krankheit,
   d) Einleitung lebenserhaltender Sofortmaßnahmen bis zum Eintreffen der Ärztin oder des Arztes,
2. die folgenden Aufgaben im Rahmen der Mitwirkung auszuführen:

a) eigenständige Durchführung ärztlich veranlasster Maßnahmen,
b) Maßnahmen der medizinischen Diagnostik, Therapie oder Rehabilitation,
c) Maßnahmen in Krisen- und Katastrophensituationen,
3. interdisziplinär mit anderen Berufsgruppen zusammenzuarbeiten und dabei multidisziplinäre und berufsübergreifende Lösungen von Gesundheitsproblemen zu entwickeln.

Zur Unterstützung der Umsetzung der neuen Ausbildungsinhalte hat das Bundesministeriums für Familie, Senioren, Frauen und Jugend das breit angelegte Modellvorhaben „Weiterentwicklung der Pflegeberufe – Erprobung neuer Ausbildungsmodelle in der Alten-, Kranken- und Kinderkrankenpflege" in acht Bundesländern über vier Jahre bis 2008 angelegt. Es beteiligen sich 15 Schulen mit rund 300 Auszubildenden der Pflegeberufe mit der Zielsetzung, innovative Curricula für eine gemeinsame Pflegeausbildung zu entwickeln und zu erproben.

1.4 Pflegeberatung im Kontext pflegerischer Qualitätssicherung

Nicht zuletzt durch das Pflegeversicherungsgesetz ist der Pflegeprozess als fester Bestandteil der Qualitätssicherung verpflichtend in die pflegerische Praxis eingegangen. Als Problemlösungsprozess für einen gesundheitsfördernden Umgang mit Pflegebedürftigkeit bei Krankheit, Behinderung oder Altersgebrechlichkeit wird er durch die Entwicklung der Pflegewissenschaft in Deutschland zunehmend auch als Interaktionsprozess verstanden.

Bereits 1996 wurde im Auftrag des Bundesministeriums für Gesundheit auf der Basis einer umfangreichen Analyse pflegerischer Dokumentation ein evaluiertes pflegewissenschaftsbasiertes Dokumentationssystem zur Qualitätssicherung in der Pflege vorgestellt (vgl. Höhmann u.a. 1996). Bis heute sind vielfältige Qualitätsaktivitäten in der pflegerischen Versorgung entwickelt worden, deren Systematik in jüngster Zeit im Auftrag der Bundeskonferenz zur Qualitätssicherung im Gesundheits- und Pflegewesen e.V. dargestellt wurde (vgl. Görres u.a. 2005). Erkennbar ist der Pflegeprozess untrennbar mit der pflegerischen Qualitätssicherung verbunden. Nach dem

Qualitätsschema von Donabedian (siehe 1966, 1980) werden Strukturqualität, Prozessqualität und Ergebnisqualität unterschieden. Der Pflegeprozess ist Bestandteil der Prozessqualität. Die Qualität des Pflegeprozesses bedarf allerdings noch wesentlicher Verbesserungen. So konnten neuere Untersuchungen zeigen, dass insbesondere für das Assessment und die Evaluation pflegerischer Intervention erhebliche Mängel bestehen (vgl. Güttler/Lehmann 2003, S. 159; MDS 2005).

1.4.1 Pflegeberatung im Pflegeprozess

Der Pflegeprozess wird durch die WHO Vorgabe seit 1974 in das Assessment (Einschätzung), Planung, Intervention und Evaluation (Prüfung) unterteilt. Fichter und Meier (1981) haben dieses 4-Phasenmodell im Assessment erweitert und folgende sechs Phasen festgelegt: Informationssammlung, Erkennen von Problemen und Ressourcen, Festlegung der Ziele, Planung der Maßnahmen, Durchführung der Maßnahmen und Beurteilung der durchgeführten Pflege. Für jede dieser Phasen bedarf es neben der Fachkompetenz auch ganz wesentlich kommunikativer Kompetenzen. Als Instrument systematischen Pflegehandelns wird der Pflegeprozess zukünftig insbesondere bei chronisch Kranken in wesentlich höherem Maße als bisher durch eine integrierte Pflegeberatung gekennzeichnet sein müssen. Selbstbestimmung und Patientinnenrechte, Gesundheitsförderung und mit den Pflegebedürftigen gemeinsam entwickelte Pflegeziele werden bereits das Assessment bestimmen. Da der Pflegeprozess am Alltag der Pflegebedürftigen orientiert ist, kann das Erstgespräch nicht mehr, wie vielfach heute noch Praxis, im wesentlichen auf die Feststellung der Pflegedefizite reduziert werden. Das Erstgespräch, aber ebenso auch die Evaluation der pflegerischen Interventionen, dient vielmehr des Erkennens anzustrebender Balancen zwischen Belastungen und Bewältigungen sowie der Fördermöglichkeiten zur gesunden Lebensweise.

Für dieses Pflegeverständnis ist eine professionelle Haltung erforderlich, die zwischen Pflegebedarfen und Pflegebedürfnissen zu unterscheiden versteht und neben der Expertise eigener Fachlichkeit die Pflegebedürftigen und ihre Bezugspersonen als Expertinnen ihres Alltags anerkennt. Der gesetzliche

Auftrag, den Pflegeprozess durch präventive und rehabilitative Förderung zu gestalten, bedarf zukünftig stärker einer Professionalität. Diese zu erwerbende Professionalität muss auf „Fallverstehen" basieren und die zu planenden pflegerischen Interventionen mit den Pflegebedürftigen und ihren Bezugspersonen vereinbaren (vgl. Moers/Schaeffer 2002). Wie in den weiteren Kapiteln noch zu zeigen sein wird, ist in allen Phasen des Pflegeprozesses die Pflegeberatung von entscheidender Bedeutung für Gesundheitsförderung, Prävention und Rehabilitation und nach Expertinnenmeinung zukünftig eine vornehmliche Aufgabe der Pflege.

1.4.2 Pflegeberatung im Pflegestandard

Die Diskussion um das Für und Wider von Pflegestandards hat eine geraume Zeit die Fachöffentlichkeit beschäftigt (vgl. z.B. Bartholomeyczik 1995; 2005; Lustig 1998; Bölicke 2001). Seit den gesetzlichen Bestimmungen im SBG V, SGB XI und dem Pflege-Qualitätssicherungsgesetz von 2001 sind in den verstärkten Bemühungen um Qualitätssicherheit Pflegestandards ein fester Bestanteil des Qualitätsmanagements. Bereits 1987 hat die WHO den Pflegestandard definiert: „Ein Pflegestandard ist ein allgemein zu erreichendes Leistungsniveau, welches durch ein oder mehrere Kriterien umschrieben wird". Mit den einrichtungsintern oder national festgelegten Kriterien werden die in den Pflegestandards gekennzeichneten Leistungen beschrieben. Damit sind sie für alle Beteiligten gültig und transparent. Die nach Donabedian (1966, 1980) definierte Ergebnisqualität wird messbar. Eingebunden in ein umfassendes Qualitätsmanagement dient der angewandte Standard der Transparenz des pflegerischen Handelns und der Überprüfung geleisteter Qualität. Bisher sind seit 2000 vier nationale Expertenstandards vom Deutschen Netzwerk für Qualitätssicherung in der Pflege entwickelt worden:

- Expertenstandard Dekubitusprophylaxe in der Pflege, 2000,
- Expertenstandard Entlassungsmanagement in der Pflege, 2002,
- Expertenstandard Schmerzmanagement in der Pflege, 2004 sowie
- Expertenstandard Sturzprophylaxe, 2005.

Die nach Donabedian unterteilte Struktur-, Prozess- und Ergebnisqualität weist im pflegerischen Handeln in allen vier Standards die mit dem pflegerischen Handeln einher gehenden Beratungsaufgaben aus. Sie werden nachfolgend als heraus gehobene Tätigkeit für den jeweiligen Standard in den Tabellen dargestellt.

Expertenstandard: Dekubitusprophylaxe in der Pflege

Strukturqualität	Prozessqualität	Ergebnisqualität
Die Pflegefachkraft ist fähig, mit Hilfe von Informations- und Schulungsmaterial Patientinnen/Betroffene und ihre Angehörigen so anzuleiten und zu beraten, dass die Bewegungen der Betroffenen gefördert und auf diese Weise besondere Druckstellen entlastet werden.	Die Pflegefachkraft vermittelt die Bedeutung der prophylaktischen Maßnahmen zur Dekubitusgefährdung und berät Patientinnen/Betroffene und ihre Angehörigen für deren Einbindung in den Pflegeprozess.	Die Patientinnen/Betroffene kennen die Ursachen der Dekubitusgefährdung, verstehen die Maßnamen und fördern die Umsetzung.

Abb. 2: Beratungsanteil im Expertenstandard Dekubitusprophylaxe
Quelle: Deutsches Netzwerk für Qualitätsentwicklung in der Pflege (Hrsg.) 2000, S. 7

Expertenstandard: Entlassungsmanagement in der Pflege

Strukturqualität	Prozessqualität	Ergebnisqualität
Die Pflegefachkraft ist beratungs- und schulungskompetent um den Übergang vom Krankenhaus in die weitere Versorgung zu planen und mit allen Beteiligten zu koordinieren.	Die Pflegefachkraft berät und schult die Patientinnen und ihre Angehörigen bedarfsgerecht.	Die Patientinnen und ihre Angehörigen sind in der Lage, den poststationären Versorgungs- und Pflegebedarf zu bewältigen.

Abb. 3: Beratungsanteil im Expertenstandard Entlassungsmanagement
Quelle: Deutsches Netzwerk für Qualitätsentwicklung in der Pflege (Hrsg.) 2002, S. 8

Expertenstandard: Schmerzmanagement in der Pflege

Strukturqualität	Prozessqualität	Ergebnisqualität
Die Pflegefachkraft verfügt über Kompetenzen für eine schmerzbezogene Beratung und Schulung sowie für schmerzbezogene Probleme. Dazu gehört auch die Beratung und Wirksamkeitsprüfung nichtmedikamentöser Maßnahmen.	Die Pflegefachkraft stellt eine gezielte Schulung und Beratung für Patientinnen/Betroffene und ihre Angehörigen sicher.	Die Patientinnen/Betroffenen sind in der Lage, ihre Schmerzen einzuschätzen, sie zu kommunizieren und kennen Möglichkeiten sie zu beeinflussen.

Abb. 4: Beratungsanteil im Expertenstandard Schmerzmanagement
Quelle: Deutsches Netzwerk für Qualitätsentwicklung in der Pflege (Hrsg.) 2004, S. 11

Expertenstandard: Sturzprophylaxe

Strukturqualität	Prozessqualität	Ergebnisqualität
Die Pflegefachkraft ist in der Lage, Patientinnen/Bewohnerinnen und ihren Angehörigen Sturzrisikofaktoren zu vermitteln und sie für die vorbeugenden Interventionen zu beraten.	Die Pflegefachkraft informiert Patientinnen/Bewohnerinnen und ihre Angehörigen über die erkannten Risikofaktoren und berät zu den möglichen Interventionen.	Die Patientinnen/Bewohnerinnen und ihre Angehörigen kennen die Risiken zu Stürzen und Möglichkeiten der Vorbeugung.

Abb. 5: Beratungsanteil im Expertenstandard Sturzprophylaxe
Quelle: Deutsches Netzwerk für Qualitätsentwicklung in der Pflege (Hrsg.) 2005, S. 9

Bisher liegen für die Standards „Dekubitusprophylaxe" und „Entlassungsmanagement" erste Auswertungen auf der Basis eigens entwickelter Auditfragebögen nach der Implementierungsphase vor. Erkennbar wird, dass die systematische Beratung, Anleitung und Schulung von Patientinnen/Betroffenen und Angehörigen für die Pflegekräfte noch deutlicher als pflegerischer Aufgabenbereich wahrgenommen werden muss (vgl. Schiemann/Moers 2004, S. 101 ff.).

1.4.3 Pflegeberatung im Entlassungsmanagement

Der Expertenstandard Entlassungsmanagement beinhaltet neben den koordinierenden Aufgaben ganz wesentlich eine beratende Tätigkeit. Gerade chronisch Erkrankte und ihre Angehörigen begegnen im Verlauf ihrer „Krankheitskarriere" vielzähligen institutionellen Versorgungsformen. Sie werden mit technisierten Verfahren konfrontiert und mit Akteurinnen, die unterschiedlichen Berufsgruppen angehören und in einer Berufsgruppe unterschiedliche Funktionen ausüben. Diese Strukturen führen zu institutionellen, konzeptionellen, zeitlichen, sachlichen und personellen Schnittstellenproblemen (vgl. u.a. Sachverständigenrat für die konzertierte Aktion im Gesundheitswesen 2000/2001; Hellige/Hüper 2003 a; Hellige/Hüper 2003 b). In jüngster Zeit führen nicht zuletzt auch durch den erkannten drohenden Rückgang der familialen Hilfe- und Unterstützungsmöglichkeiten vermehrte Anstrengungen der Gesundheitspolitik zur Schnittstellenharmonisierung und Anreizen, eine bedarfsgerechtere, vernetzte Versorgung zu implementieren. Neben der Forderung und Förderung der integrierten Versorgung nach § 140 SGB V und den neuen Disease-Management-Programmen werden zum Schnittstellenmanagement aus pflegerischer Perspektive Pflegeüberleitungsansätze in Einrichtungen des Gesundheits- und Sozialwesens implementiert und evaluiert (vgl. Sieger/Kunstmann 2003; Bräutigam u.a. 2005; Grundböck u.a. 2005; Schönlau u.a. 2005; Uhlmann u.a. 2005; Wingenfeld 2005). Der nationale Expertenstandard „Entlassungsmanagement" dient als Grundlage ihrer Handlungsorientierung. Problematisch bleibt die rechtliche Unverbindlichkeit des Entlassungsstandards, wie der aller anderen Standards auch. Deshalb ist in Anbetracht der erheblichen Umstrukturierungen in den Krankenhäusern durch die DRG-Einführung und der bisher eher ungewohnten Konkurrenz zwischen den Krankenhäusern ein relativ niedriges Qualitätsniveau zu befürchten (vgl. Wingenfeld 2005, S. 96).

Ein theoretisches Konzept des Entlassungsmanagement, das auf Theorien zur Bewältigung von gesundheitlichen Übergängen (Transitionen) basiert, hat Wingenfeld (2005) jüngst vorgelegt. Dazu entwickelt er folgende drei Kernelemente:
- Risikoeinschätzung im Sinne des zu erkennenden Unterstützungsbedarfs,
- Assessment im Sinne einer Einschätzung von Bewältigungsanforderung und Bewältigungsressourcen sowie
- Information, Beratung, Edukation im Sinne der Befähigung von Patientinnen/Betroffenen und ihren Angehörigen.

Zielformulierung und Planung, Vermittlungs- und Koordinierungsaufgaben müssen bei der Entlassung in Organisationsformen multidisziplinärer Zusammenarbeit einmünden. Dieses nun vorliegende theoriegeleitete Versorgungssetting ist patientinnenorientiert ohne den Bedarf mit den Bedürfnissen gleichzusetzen und trägt zu einer gesundheitsfördernden Neuorientierung in der Gesundheitsversorgung bei. Im Kontext des zu erwartenden Professionalisierungsbedarfs von Pflegenden sind die beratenden Kompetenzen evident.

1.5 Pflegeberatung im Rahmenkonzept der Ersatzkassen

Grundsätzlich sind die Pflegekassen nach § 7 SGB XI zur Beratung ihrer Mitglieder verpflichtet. Mit dem Rahmenkonzept der Verbände der Angestellten-Krankenkasse e.V. und der Arbeiter-Ersatzkasse e.V. zur Pflegeberatung (vgl. vdak 2005) soll die Beratung von Pflegebedürftigen und ihren Angehörigen intensiviert und verbessert werden. Es ist im Wesentlichen zur Unterstützung der Beraterinnen in den Einrichtungen der Krankenkassen konzipiert und für deren Beratungsalltag. Dabei betonen die Ersatzkassen in der Präambel ausdrücklich, dass es notwendig ist, „den wichtigen Aufgaben der Aufklärung und Beratung mehr Engagement zu widmen und diese bedeutsamen Handlungsfelder zu optimieren und weiter zu entwickeln" (vdak 2005, S. 8 ff.). Dabei wird eine Zusammenarbeit mit den Trägern der ambulanten und stationären Versorgung ausdrücklich angestrebt.

Das Rahmenkonzept informiert über Leistungsmöglichkeiten bei Pflegebedürftigkeit und in den Bereichen der Prävention, Kuration und Rehabilitation. Es beinhaltet folgende Themen:
1. Orientierungshilfen: Dieser umfassende Abschnitt unterteilt die Ausführungen in Bedarfe, Maßnahmen, Leistungsträger, Hinweise/Bemerkungen zu folgenden Themen: ambulant-stationär/stationär-ambulant, Antragsverfahren/Begutachtung, Betreuerin/Pflegschaft, Körperpflege, hauswirtschaftliche Versorgung, Ernährung, Mobilität, Pflege, Pflegekraft, Pflegeperson, soziale Bereiche des Lebens wahrnehmen, steuerliche Entlastungen, Zuzahlungen.
2. Ergänzende Erläuterungen zu den Leistungen nach den Sozialgesetzbüchern und anderen Vorschriften
3. Antrags- und Begutachtungsverfahren
4. Pflegetagebuch
5. Rechte des Pflegebedürftigen
6. Leistungskomplexe
7. Hilfen zur Auswahl einer ambulanten/stationären Pflegeeinrichtung
8. Kündigung von Versorgungsverträgen durch die Landesverbände
9. Arbeitshilfen stationärer Pflege für Regel- und Zusatzleistungen und Ausstattung mit Hilfsmitteln/Pflegemitteln
10. Anstellung von Pflegekräften
11. regionale Pflegekonferenzen – Vernetzung aller am pflegerischen Prozess Beteiligten
12. Gewalt in der Pflege
13. Merkblätter der gesetzlichen Unfall- und Rentenversicherung zur Pflege
14. Patientenverfügung, Versorgungsvollmacht und Betreuungsverfügung
15. Behandlungsfehler
16. Demenz

Die Beratungstätigkeit dient vorrangig der Prävention, Bewältigung und Rehabilitation von Pflegebedürftigkeit. Sie versteht sich subjektorientiert und ressourcenfördernd.

2. Grundlagen und Konzepte professioneller Pflegeberatung

Nachdem der Sachverständigenrat für die Entwicklung im Gesundheitswesen (vgl. SVR 2000/2001) zunächst eine verstärkte Patientinnenorientierung gefordert hat, stellt er in seinem darauf folgenden Gutachten 2003 systemgestaltende Wege zur partizipierenden Nutzerinnenorientierung vor (vgl. SVR 2003). Zur Kompetenzsteigerung der Nutzerinnen will er die Information durch Beratung im Gesundheitswesen etabliert wissen. Dabei entsprechen der partizipativen Beziehung zwischen Anbieterinnen und Nutzerinnen die Einbindung subjektiver Krankheitsvorstellungen und Bewältigungsstrategien sowie deren präventive und rehabilitative Förderung. Gesundheitspolitisch initiierte Entwicklungen in der Versorgungsforschung und des Shared Decision Making, die wissenschaftliche Evaluation der Modelle unabhängiger Patientinnenberatung und -informationen sowie die Einführung des Disease Managements in der Gesundheitsversorgung markieren die ersten Ansätze des Paradigmenwechsels.

Für eine qualitätssichere Informationsvermittlung empfiehlt der SVR Anlaufstellen zur ‚integrierten Beratung' mit Wegweiserfunktion als Unterstützungsmanagement bei „komplexen gesundheitlichen und begleitenden sozialen Problemen" (vgl. SVR 2003, S. 45). Die Anlaufstellen sollen nach inhaltlichen Schwerpunkten gegliedert (z.B. Prävention, Wohnraumanpassung) Hilfestellungen in Form von persönlicher Kommunikation, telefonischen Kontakten und EDV-Kommunikationen ermöglichen sowie eine aufsuchende Unterstützung anbieten. Ebenso empfiehlt der Runde Tisch Pflege in seinen Ergebnissen zur Verbesserung der Situation hilfe- und pflegebedürftiger Menschen die „Beratung und Begleitung durch ein differenziertes und vernetztes Angebotsspektrum auf lokaler und regionaler Ebene zu sichern sowie ihre Wirkung durch Öffentlichkeitsarbeit und Einsatz moderner Kommunikations- und Informationstechnologien zu stärken" (Runder Tisch Pflege 2005, S. 5). Für die Vernetzung der Beratungskompetenzen unterschiedlicher Akteure (z.B. Pflegekassen, Pflegedienste, Ärztinnen, Verbraucherverbände, Angehörigenverbände) sollten bereits vorhandene Beratungsangebote unter der Regie der Kommune bedarfsgerecht gestaltet und gesteuert werden.

Für diese im politischen Raum geforderten notwendigen Rahmenbedingungen müssen theoriegeleitete Konzeptentwicklungen für die professionelle Pflegeberatung erstellt werden. Die professionell Pflegenden, als größte Berufsgruppe im Gesundheitswesen, können bisher nur auf wenige in ihren Fachzeitschriften veröffentlichte Konzepte pflegerischer Beratung zugreifen. Diese sind in der Regel praxisgebunden und selten theoretisch begründet. Im Vorgehen sind sie kreativ und vielfach mit erheblichen Extraleistungen der Pflegekräfte verbunden. Sie haben aber den Nachteil, dass sie quasi „nur vor Ort" sinnvoll eingebracht werden können.

Theoriegeleitete Pflegeberatungskonzepte stehen dagegen in einem Begründungszusammenhang und haben den Vorteil nachvollziehbar, transparent und somit überprüfbar zu sein. Das vorhandenes Pflegewissen und die Wissensentwicklung können in solchermaßen theoriegeleiteten Vorgehen zugeordnet und systematisiert werden (vgl. Hellige/Hüper 2002). Auf diese Weise kann mit der Umsetzung von Konzepten (z.B. Pflege- und Krankheitsverlaufskurve und integratives Beratungskonzept) ein Berufsverständnis gebildet werden, das drei Handlungsfelder vereint:

1. Handlungsfeld: Pflege kann ihr Wissen und ihre Handlungsstrategien so fassen, dass die selbstpflegerischen Bedürfnisse der zu Pflegenden zentraler Ausgangspunkt des Pflegehandelns und der Pflegeberatung sind.
2. Handlungsfeld: Pflege und Pflegeberatung erfassen und entwickeln die vielfältigen Bereiche ihrer Inhalte und Zusammenhänge theoretisch-systematisch.
3. Handlungsfeld: Pflege erarbeitet Methoden, wie dieses Wissen in pflegerische Handlungsstrategien umgesetzt wird.

Die mit den Handlungsfeldern verbundenen Anforderungen an professionelle Pflegeberatung bedürfen einer „selbstreflexiven Berufsrolle" und einer „beruflichen Intersubjektivität", d.h. den Pflegenden wird es zukünftig mit dieser Vorgehensweise besser als bisher gelingen, angrenzenden Berufsgruppen die eigenen Handlungsfelder erkennbar werden zu lassen und daraus Kooperationen abzuleiten.

Bisher liegt im deutschsprachigen Raum erst eine noch leicht überschaubare Anzahl pflegewissenschaftlicher Veröffentlichungen zur Pflegeberatung vor (vgl. Knelange/Schieron 2000; Koch-Straube 2001; di Piazza 2001; Glaus u.a. 2002; Hellige/Hüper 2002; Beier 2003; London 2003; Wörmann 2003; Doll/Hummel-Gaatz 2005; Uhlmann u.a. 2005; Poser/Schneider 2005; Stratmeyer 2005; Emmrich u.a. 2006; Gittler-Hebestreit 2006). Abt-Zegelin (2003) und Müller-Mundt (2006) subsumieren die Pflegeberatung neben der Anleitung und Schulung unter den Begriff der Patientenedukation. Während die Diskussion um eine genauere Begriffsklärung noch zu führen ist, wird an den Veröffentlichungsdaten deutlich, dass Pflegeberatung in der wissenschaftlichen Entwicklung noch ein sehr junges Thema ist. Anleihen bei bisher bereits „geübteren" Disziplinen wie der Pädagogik, Psychologie und Sozialarbeitswissenschaft erscheinen dabei zuweilen als Mittel der Wahl. Obgleich in den Veröffentlichungen unterschiedlich begründete Ansätze zu Modellen der Pflegeberatung entwickelt sind, liegt die Gemeinsamkeit in der als notwendig erachteten Hilfe und Unterstützung von kranken und altersgebrechlichen Menschen und ihren Angehörigen zum Selbstmanagement und zur Alltagsbewältigung bei gesundheitlichen Problemen.

Nachfolgend soll ein Pflegeberatungsmodell vorgestellt werden, das drei Konzepte miteinander verbindet. Dabei ist zunächst die Fragestellung prioritär, auf welche Weise der selbstbestimmte und damit gesundheitsfördernde Umgang mit Krankheit, Behinderung und Altersgebrechlichkeit durch Pflegehandeln und Pflegeberatung unterstützt werden kann und wie die oben angeführten Konzepte für die Pflegeberatung kompatibel sind. Die praktische Umsetzung ist Gegenstand der Kapitel drei und vier.

Grundlagen des Pflegeberatungsmodells sind das Modell der Pflege- und Krankheitsverlaufskurve von Corbin/Strauss (2004), das salutogenetische Modell von Antonovsky (1997) und das integrative Beratungsmodell von Sander (1999). Alle drei Modelle bilden die Basis der professionell pflegeri-

schen Beratung. Die Auswahl der Konzepte ist durch ihre induktive und empirische Zugangsweise begründet:
- Die Pflege- und Krankheitsverlaufskurve bildet die Grundlage für das Wissen und Verständnis der Anpassungs- und Bewältigungsleistungen von Menschen mit chronischer Erkrankung und ihren Bezugspersonen.
- Das Salutogenesemodell bildet die Grundlage für das Wissen und den Zugang zu den gesundheitsfördernden Widerständen und Ressourcen.
- Das integrative Beratungsmodell bildet die Grundlage für die Systematisierung des Beratungsprozesses durch die Unterscheidung zwischen Information und Orientierung, Deutung und Klärung sowie Handlung und Bewältigung.

2.1 Pflegeberatung zur Unterstützung chronisch Kranker

Chronisch kranke Menschen haben eine Reihe von Anpassungs- und Bewältigungsleistungen zu vollbringen. Die Studien zur Bewältigungsforschung aus den 80er und 90er Jahren konnten dazu wesentlich Aufschluss geben (vgl. Muthny 1990; Heim/Perrez 1994; Faller 1998). Für einen adäquaten Umgang mit der Erkrankung müssen chronisch Kranke und ihre Bezugspersonen auf verschiedenen Ebenen Kompetenzen erwerben. Wie nachfolgend gezeigt wird, gehören dazu auf der Ebene des Krankheitswissens beispielsweise Fähigkeiten der Informationsbeschaffung und Symptomkontrolle, der Umgang mit mehr oder weniger gravierenden Einschränkungen, aber auch der Umgang mit professionellen Gesundheitsarbeiterinnen. Auf der Ebene des Familien- und Beruflebens werden Kompetenzen in einer neuen und veränderten Rolle zur veränderten Alltagsorganisation mit seinen vielfältigen Gewohnheiten notwendig, aber auch zu finanziellen Fragen.

Insbesondere Corbin und Strauss haben auf der Basis ihrer qualitativ-empirischen Untersuchungen das Trajektoryworkmodell entwickelt, das sich auch in der pflegewissenschaftlichen Anwendung immer größerer Beliebtheit erfreut (vgl. z.B. Hellige 2002). Bevor auf die einzelnen Konzepte in ihrer Bedeutung für das Pflegehandeln und die Pflegeberatung eingegangen wird, sollen die im Gegensatz zur Akuterkrankung besonderen Bewältigungserfordernisse bei chronischen Erkrankungen aufgeführt werden.

2.1.1 Merkmale chronischer Krankheiten und Bewältigungserfordernisse

Den Wandel im Prozess des Erlebens einer chronischen Krankheit und damit die Bewältigungsarbeit drücken die folgenden Zitate treffend aus.

„Oh, Gott, du kommst jetzt aus dem Krankenhaus und du sitzt da zu Hause und du weißt eigentlich gar nichts oder viel zu wenig über die Krankheit. Wie sollst du damit umgehen? Im Krankenhaus sagen die Ärzte einem ja ein bisschen, aber das reicht ja nicht für das ganze Leben, das man mit der Krankheit verbringt" (Hellige 2002, S. 11).

Und heute

„... denken wir gar nicht mehr dran. Jetzt geht's mir gut ... heute wie der junge Gott...da fahr ich mit meinem E-Rolli rum, ich bin überall" (Hellige 2002, S. 11)

Zwischen diesen zwei Aussagen von Menschen, die mit der medizinischen Diagnose einer progredienten Verlaufsform der Krankheit Multiple Sklerose (MS) leben, liegen viele Jahre. Sie machen deutlich, dass sich die Wahrnehmung und das Leben mit einer chronischen Krankheit prozesshaft gestalten. Während eine chronische Krankheit zunächst etwas Fremdes ist, kann sie bei einem manchmal jahrzehntelangen Verlauf in das Leben hinein genommen werden. Dahinter steht eine oft mühevolle Bewältigungsarbeit, die von den Professionellen im Gesundheitswesen kaum wahrgenommen wird, da sie nur punktuell Kontakte zu den Erkrankten haben. Zudem ist ihr Blickwinkel überwiegend somatisch ausgerichtet. Nur selten werden die Erkrankten und ihre Angehörigen als gleichberechtigte Co-Produzentinnen der Behandlung und Pflege akzeptiert. Es wird erwartet, dass sie sich den Vorstellungen der Professionellen zur Behandlung und Pflege anpassen. Das Resultat der Nichtberücksichtigung von alltagsweltlichen Erfahrungen der Betroffenen und ihrer Angehörigen wird dann Non-compliance genannt. Chronische Krankheiten haben aber neben körperlichen Auswirkungen einen gravierenden Einfluss auf das gesamte Leben der Betroffenen, die bei der Behandlung und Pflege dauerhaft berücksichtigt werden müssen. Nur wenn die Professionellen verstehen, wie diese Menschen im Alltag die Symptomauswirkungen meistern, welche Strategien sie entwickeln, um mit der Krankheit zu leben, können sie sie sinnvoll unterstützen, beraten und begleiten.

Mittlerweile sind 20 Prozent der Versicherten chronisch krank. Sie verursachen nach Aussagen der Konzertierten Aktion im Gesundheitswesen 80 Prozent der Kosten (vgl. Schaeffer 2005, S. 45). 80 Prozent der Krankenhaustage entfallen auf chronisch Kranke. Während im 19. Jahrhundert 80 Prozent aller Menschen an Infektionskrankheiten starben, sterben heute 80 Prozent an chronischen Krankheiten.

Für den Begriff der chronischen Erkrankung existieren viele Bestimmungen. Der Zeitaspekt wird mit in dem griechischen Wort „Chronos" deutlich. Curtin/Lubkin (2002) führen allein neun Definitionen auf, arbeiten ihre Vor- und Nachteile heraus und legen letztendlich selbst eine Arbeitsversion vor, die nach unserem Verständnis sehr umfassend ist, da sie über die medizinischen Aspekte hinaus das Erleben und den Kontext der Bewältigung mit berücksichtigt.

> „Unter chronischer Krankheit versteht man das irreversible Vorhandensein bzw. die Akkumulation oder dauerhafte Latenz von Krankheitszuständen oder Schädigungen, wobei im Hinblick auf die unterstützende Pflege, Förderung der Selbstsorgekompetenz, Aufrechterhaltung der Funktionsfähigkeit und Prävention weiterer Behinderung das gesamte Umfeld des Patienten gefordert ist" (Curtin/Lubkin 2002, S. 26).

Für Badura sind chronische Krankheiten das „(...) Ergebnis eines länger andauernden Prozesses degenerativer Veränderung somatischer und psychischer Zustände" bzw. „(...) Krankheiten, die zu dauerhaften psychischen, somatischen Problemen führen" (Badura 1981, S. 7).

Merkmale chronischer Krankheiten
Ein wesentliches Merkmal der chronischen Erkrankung ist ihre Dauerhaftigkeit. Bei teilweise 20- bis 30jährigen Verläufen und mit zunehmendem Alter erkranken Menschen oft an mehreren chronischen Erkrankungen, was zu parallelen Krankheitsverlaufskurven führt, die manchmal nur schwer zu kontrollieren sind, da sie aufeinander in nicht abzuschätzender Weise wirken. Chronische Krankheiten sind nicht kausal behandelbar, sondern nur symptomatisch. Oft ist die Ursache der Krankheiten nicht eindeutig, wie z.B. bei MS. Die Entstehung chronischer Krankheit in westlichen Ländern steht zudem häufig mit den Lebens- und Umweltbedingungen in Verbindung. Sie entstehen durch ungesunde Arbeitsbedingungen, durch falsche Ernährung, Mangelernährung, Übergewicht und Bewegungsarmut. Die Ursachen sind häufig multifaktoriell.

Abholz/Schafstedde unterscheiden zwischen asymptomatischen chronischen Erkrankungen, wie z.B. Diabetes mellitus Typ I und II, Hyperlipidämie, Hochdruck und symptomatischen chronischen Erkrankungen, wie z.B. MS, Colitis ulcerosa, chronischer Bronchitis, Ulcus, rheumatische Erkrankungen, koronare Herzkrankheiten, Niereninsuffizienz, Schizophrenie, Aids und Krebserkrankungen (vgl. Abholz/Schafstedde 1990, S. 4). Corbin benennt weitere Merkmale, die kurz skizziert werden sollen, um zu verdeutlichen, worin sich aus der Betroffenenperspektive heraus chronische von akuten Krankheiten unterscheiden (vgl. Corbin 1994, S. 5ff.).

Chronische Krankheiten verlaufen phasenhaft. Bei jedem Wechsel der Krankheitsphase sind verschiedene medizinische, psychologische und soziale Probleme zu bewältigen. Oft zeichnen sie sich durch Episodenhaftigkeit aus, d.h. es gibt lange Zeiten der Remission, dann können plötzlich wieder Beschwerden auftreten, die sich teilweise in anderen Körperregionen manifestieren, wie z.B. bei MS. Der Phasenwechsel kann die Menschen unversehens treffen. Jede Veränderung der Phasen erfordert von den Betroffenen und den Angehörigen Anpassungsleistungen im Alltagsleben, ihr Selbstbild, ihr Bild von ihrem Körper müssen den Realbedingungen angepasst werden, was zu emotionalen Belastungen führen kann. Vorstellungen über das gegenwärtige Leben und Zukunftsplanungen müssen gegebenenfalls revidiert werden. Zeitweise müssen Entscheidungen getroffen werden, wie ein Einlassen auf medizinische Behandlungsprozeduren oder Chemotherapien, die das Leben medikamentös verlängern, sich aber auf die Lebensqualität möglicherweise negativ auswirken.

Chronische Krankheiten erfordern oft große Bemühungen, um die Symptomauswirkungen zu lindern. Manche Krankheiten sind leicht zu kontrollieren, andere benötigen differenzierte Behandlungsmodi. Ist keine technische oder medikamentös gestützte Hilfe möglich, müssen die Menschen Wege finden, mit Einschränkungen zu leben. Diagnostische Verfahren, die wiederholt zum Einsatz kommen und auch Behandlungen selbst können Nebeneffekte haben und körperliches und emotionales Unwohlsein nach sich ziehen. Die Betroffenen benötigen nicht nur medizinische Hilfe, sondern ebenso wichtig ist die soziale oder emotionale Unterstützung, d.h. man benötigt ein weites Netz von Hilfe. Nur den Körper zu behandeln und die emotionalen und sozialen Effekte außer Acht zu lassen, die von teilweise aggressiven medizinischen Behandlungsmethoden herrühren, ist eine Absage an moralische Verantwortung und somit unprofessionell. Die Menschen müssen ihre Lebensweise häufig verändern, z.B. Diäten einhalten, regelmäßig Medikamente nehmen. Es kann sein, dass der Beruf nicht mehr ausgeübt werden kann, Hausarbeiten und Kindererziehung nicht mehr oder nur begrenzt übernommen werden können, die Wohnung an eine Behinderung angepasst werden muss. Die Betroffenen und Angehörigen müssen Pläne ausarbeiten, um diesen Implikationen begegnen zu können. Des Weiteren kann es dazu kommen, dass weder die Berufsarbeit noch die Hausarbeit bewältigt werden können und Hilfen organisiert werden müssen.

Chronische Krankheiten führen häufig zu sozialer Isolation. Das Selbstwertgefühl und die Kriterien für Lebenszufriedenheit hängen in unserer Gesellschaft sehr stark von Berufstätigkeit ab. Man ist Mitglied der Gesellschaft, wenn man in ihr agiert. Ein Mangel an gesellschaftlicher Bestätigung kann das Selbstwertgefühl stark beeinträchtigen. Chronische Krankheiten fordern den Erkrankten und den Angehörigen jedoch oft auch bisher unbekannte Fähigkeiten und Talente ab. Dazu gehören beispielsweise Geduld, Hartnäckigkeit, Durchsetzungsfähigkeit, Einfühlungsvermögen für den eigenen

Körper und die Seele und die der Partnerin oder des Partners. Sie können auch Familien zerstören oder aber den Zusammenhalt stärken, wenn gemeinsam am Erreichen eines Zieles gearbeitet werden kann. Allerdings können auch die kompetentesten und verantwortlichsten Familienmitglieder bei langer Krankheitsdauer an den Belastungen ohne unterstützende Hilfen zerbrechen.

Die chronisch Kranken und ihre Angehörigen müssen die Hauptarbeit bewältigen. Dabei umfasst die medizinisch-pflegerische Arbeit nur einen Teil der Gesamtarbeit. Wesentlich mehr Energien müssen die Betroffenen häufig zur Bewältigung der psychischen und sozialen Krankheitsfolgen aufwenden. Den professionellen Gesundheitsarbeiterinnen ist es oft nicht klar, dass die überwiegenden Arbeitsleistungen in der häuslichen Umgebung erbracht und das Krankenhaus nur in akuten Phasen oder Krisensituationen aufgesucht werden muss.

Die Akteurinnen der Gesundheitsberufe - vor allem die Krankenhausmitarbeiterinnen - erleben die Patientinnen somit eher in Krisensituationen. Ihre Alltagsroutinen, die die chronisch Kranken in stabileren Phasen an die Krankheit angepasst haben, werden dadurch regelmäßig nicht wahrgenommen. Aus Unkenntnis berücksichtigen die Krankenhausmitarbeiterinnen bei ihrer Arbeitsplanung nicht systematisch die bereits erworbenen Kompetenzen der Betroffenen. Eine zentrale Aufgabe der Pflege muss es zukünftig werden, an diesen Kompetenzen anzusetzen, sie zu erhalten, zu fördern und weiter zu entwickeln.

Ein Aspekt, der chronisch Kranke ein Leben lang begleitet und der an dieser Stelle noch einmal besonders hervorgehoben werden soll, ist das Phänomen der Unsicherheit. Mishel (1988) hat in ihren Studien die folgenden Typen des Phänomens Unsicherheit heraus gearbeitet, die nachstehend um Fragen ergänzt werden, die sich für chronisch Kranke in dem jeweiligen Unsicherheitsfeld ergeben können und in der Pflegeberatung antizipiert werden sollten.

Krankheits-unsicherheit	Unvermögen, die Bedeutung krankheitsbezogener Ereignisse zu ermitteln, Damokles Syndrom (Koocher 1984): extremer Stressauslöser führt zu Angst und Depressionen, Machtlosigkeitsgefühlen, lähmt Entscheidungsfähigkeit. Fragen, die sich Betroffene und Angehörige stellen können, sind: Weiß ich eigentlich alles, was ich über die Krankheit und ihre potenziellen Folgen für mein Leben wissen sollte? Auf welche Therapie soll ich mich einlassen, welche Optionen werden dadurch gegebenenfalls vernachlässigt? Wie werden die Therapien vertragen? Welche Nebenwirkungen entstehen? Wie muss ich mich verhalten, um möglichst wenige Nebenwirkungen zu provozieren? Verändert sich mein Alltag durch die Therapien, wenn ja, was kann ich tun, um nicht zu sehr mein Leben verändern zu müssen?
Symptom-unsicherheit	besteht insbesondere bei Multipler Sklerose, Morbus Chron, rheumatoider Arthritis, AIDS. Fragen, die sich Betroffene und Angehörige stellen können, sind: Wie und wo manifestieren sich in Zukunft die Symptome? Gibt es eine Phase der Remission? Wenn ja, wann, welcher Art, wo? In welchem Umfang, wie lange kann sie dauern? Was kann ich tun, um in einer stabilen Phase zu bleiben? Wie kündigen sich instabile Phasen an? Wie kann man sie vermeiden?
Diagnostische Unsicherheit	Hier geht es z.B. um die Frage der Arztwahl. Die Frage nach dem Krankheitsverlauf z.B. in der Diagnosephase: Man hat Angst vor der Diagnose, gleichzeitig besteht oft die Angst, als Hypochonderin zu gelten. Die medizinische Sprache der Ärztinnen kann noch nicht im Hinblick auf Folgen für das eigene Leben transformiert werden. Man hofft, dass die Ärztin als Expertin die beste Therapie kennt und verordnet. Vertrauen ist das wichtigste Moment zur

	Reduzierung des Unsicherheitsgefühls. Ärztinnen sind jedoch selbst oft unsicher und projizieren diese Unsicherheit auf ihre Klientinnen.
Unsicherheit im Alltagsleben	Verlaufsunsicherheit und Unsicherheit durch Informationsmangel führen z.b. zu unnötiger Einschränkung des Alltagslebens. Fragen, die sich Betroffene und Angehörige stellen können, sind: Sollte ich meinen Beruf aufgeben, meine Hobbys? Wie wird meine Partnerin/mein Partner mit der Krankheit fertig? Wirkt sich das Kranksein auf das Liebesleben aus? Kann oder sollte ich mit meiner Partnerin/dem Partner darüber sprechen? Es besteht Unsicherheit bezüglich Verabredungen, Urlaubsplanungen, Unsicherheit bei der Übernahme neuer Rollen. Kann ich weiterhin meine Mutterrolle, Rolle als Partnerin in der Beziehung leben, oder müssen wir Rollen neu verteilen? Schaffe ich das alles, ist es eine Überforderung oder hilft es, die Krankheit nicht das Leben dominieren zu lassen?

Abb. 6: Typen von Unsicherheit (nach Mishel 1997)
Quelle: nach Mishel 1997, S. 61 ff.

Unsicherheit entsteht zu Beginn einer chronischen Erkrankung oft auch im Umgang mit Informationen. Nicht selten sind die Betroffenen sehr aufgeregt, und „vergessen" schnell wieder, was Professionelle ihnen z.B. bei einer Visite über den potenziellen Krankheitsverlauf, die Handhabung der Medikamente, das Vorbeugen einer instabilen Phase etc. mitteilen.

Interviews mit Patientinnen, die an Multiple Sklerose erkrankt waren, verdeutlichen zudem, dass die Betroffenen zu Beginn der Erkrankung selbst oft noch das Bild der Akutkranken im Kopf haben „Da nehmen Sie eine Tablette und dann geht das wieder weg" (Hellige 1998). Sie können sich nur langsam an den Gedanken gewöhnen den Rest des Lebens mit der Krankheit verbringen zu müssen.

2.1.2 Das Konzept der Pflege- und Krankheitsverlaufskurve

Als theoretischer Bezugsrahmen für ein Verständnis chronischer Krankheiten - und nur darauf kann pflegerische Beratung aufbauen - ist das Konzept der Pflege- und Krankheitsverlaufskurve von Strauss und Corbin besonders geeignet. Es wurde basierend auf qualitativen Studien zum Erleben und zur Bewältigung chronischer Krankheiten entwickelt (vgl. Strauss u.a. 1985; Corbin u.a. 1988). Die Pflege- und Krankheitsverlaufskurve umfasst die physiologischen und psychologischen Phänomene eines Krankheitsverlaufes. Es geht damit um das Erkennen von Symptomen und Zeichen. Gleichzeitig werden in ihm die ebenso wichtigen und zeitgleichen soziologischen Phänomene der notwendigen Arbeit und Arbeitsbeziehungen abgebildet, dass heißt, Menschen versuchen durch Arbeit den Krankheitsverlauf zu kontrollieren oder ihm Gestalt geben. Strauss u.a. (1985) verwenden einen Arbeitsbegriff, der multidimensional und interdisziplinär ausgerichtet ist. Sie wollen damit zum einen die traditionelle Sichtweise überwinden, die nur die medizinisch-pflegerischen Arbeitsleistungen bei der Bewältigung von Krankheit berücksichtigt und zum anderen zeigen sie auf, welche Arbeit insgesamt geleistet werden muss, um die Pflege- und Krankheitsverlaufskurve zu gestalten.

Sie verstehen Krankheitsbewältigung als hocharbeitsteiligen Prozess, der oft lebenslang andauert und gehen davon aus, dass die Arbeitsteilung in den verschiedenen Phasen der Pflege- und Krankheitsverlaufskurve zwischen den Betroffenen, den Angehörigen und den Professionellen je nach Situation immer wieder neu ausgehandelt werden muss. Krankheitsbewältigung ist aber auch ein zwischenmenschlicher Prozess, abhängig von Vorstellungen über den potenziellen Krankheitsverlauf, den man ja nie genau vorhersagen kann, den Aushandlungsprozessen aller Beteiligten über den Diagnostik- und Therapieverlauf, die pflegerische Unterstützung und die Abstimmung dieser Planungen auf die Alltagsnotwendigkeiten. Strauss u.a. betonen die Bedeutung dieser Interaktionsprozesse zur Bewältigung der täglichen Aufgaben, um die krankheitsbezogenen Aufgaben mit den Alltagsaufgaben der Betroffenen und ihrer Familie und den biografischen Anpassungsleistungen in Einklang zu bringen. Mit dem Konzept der Pflege- und Krankheitsverlaufskurve lassen sich die Arbeitsleistungen und die wechselseitigen Abhängigkeiten der Betroffenen und ihrer Angehörigen zur Kontrolle der Pflege- und Krankheitsverlaufskurve transparent machen.

Strauss u.a. (1985) haben in einer Studie aufgezeigt, dass gerade in hochtechnisierten Einrichtungen wie den Krankenhäusern zu wenig die Vorerfahrungen der chronisch Kranken und ihrer Angehörigen im Sinne des individuellen Fallverstehens berücksichtigt werden, um darauf aufbauend den Pflege- und Behandlungsplan zu entwickeln. Technikintensive Arbeitsabläufe, die sich auf die unmittelbare Bekämpfung der Symptomatik beziehen, dominieren. Interaktionsintensive Leistungen, wie das Aufbauen von Beziehung, Herstellen von Wohlbefinden, Kümmern, Da sein, Zuhören, Trösten, Ängste, Unsicherheiten wahrnehmen und thematisieren, gemeinsames Überlegen, wie es nach dem Krankenhausaufenthalt weiter gehen kann, etc. werden meistens nur dann bewusst eingesetzt, wenn sie dazu dienen, den reibungslosen Untersuchungs- und Behandlungsprozess und körperbezogene Pflegeleistungen durchführen zu können.

Die Professionellen berücksichtigen nicht systematisch, an welchem Punkt der Krankheitsbewältigung die Betroffenen gerade stehen. Befinden sie sich aufgrund der momentanen Krankheitssituation in einer biografischen Krise oder haben sie Erfahrung im Umgang mit dieser Situation – und wenn ja, sind die Strategien aus der Perspektive der Betroffenen hilfreich? Es wird viel zu wenig daran gedacht, wie viel Unwohlsein den Betroffenen durch die medizinisch-pflegerische Arbeit zusätzlich zu dem Unwohlsein, das von den Symptomen herrührt, zugefügt wird und wie sich dieses auf ihre Krankheitsverlaufskurve auswirkt. Professionelle beachten zu wenig, dass die Entfaltung einer Krankheitsverlaufskurve eine Unzahl von biografischen Konsequenzen ergibt, welche sich wiederum auf die Arbeit an der Verlaufskurve und die Krankheit selbst auswirken. Der Begriff der Pflege- und Krankheitsverlaufskurve fokussiert die aktive Rolle, die Menschen spielen, indem sie den Krankheitsverlauf gestalten und er fokussiert das prozesshafte Geschehen. Erfolgreiches Handeln im Sinne der Betroffenen und ihrer Angehörigen basiert auf einem Aushandeln der Verlaufskurvenvorstellungen und führt zu einem Ineinandergreifen der Vorstellungen der Betroffenen, der Angehörigen und der Professionellen. In den verschiedenen Phasen einer chronischen Erkrankung müssen die Verlaufskurvenvorstellungen der Akteurinnen ständig neu kommuniziert und daraus gegebenenfalls an den Krankheitsverlauf angepasste neue Zielsetzungen und Arbeitshandlungen abgeleitet werden.

Zielsetzung muss es nach Corbin u.a. (1998) sein, dass die Kranken im Rahmen biographischer Arbeit die Krankheit(sfolgen) in ihr Leben integrieren, sich mit der Krankheit abfinden, ihre Identität wiederherstellen und ihre Biografie neu entwerfen, d.h. der Blick geht vom Subjekt aus. Es existieren verschiedene Krankheitsverlaufskurvenphasen und Arbeitstypen. Die Benennung dieser Phasen klingt nach medizinischen Ereignissen. Es handelt sich jedoch um Verlaufskurvenphasen, die sowohl Veränderungen im Krankheitsverlauf als auch die mit diesen Veränderungen zusammenhängende Arbeit und die biografischen Veränderungen beinhalten. Gerade zu Beginn einer Krankheit, zum Ende der Diagnosephase und am Beginn der Normalisierungsphase, d.h. der Phase, in der die Betroffenen und ihre Angehörigen lernen müssen, mit dem Gedanken zu leben, die chronische Krankheit dauerhaft in ihr Leben zu integrieren, bestehen oftmals massive Probleme (vgl. Strauss u.a. 1985; Corbin u.a. 1988).

Die Krankheitsbewältigung ist somit ein hoch arbeitsteiliger Prozess, der oft lebenslang andauert und in den Betroffene, Angehörige und berufliche Helferinnen einbezogen sind. Corbin und Strauss haben bis zu neun Phasen bei Krankheitsverläufen analysieren können. Sie vergleichen eine chronische Krankheit mit einer Entdeckungsreise. Am Anfang haben alle Akteurinnen in der Regel nur eine sehr ungenaue Vorstellung vom Verlauf dieser Reise. Der nur rückblickend abzubildende tatsächliche Krankheitsverlauf weicht gegebenenfalls stark von diesen Vorstellungen ab. Deshalb ist es wichtig, chronische Krankheitsverläufe in ihren Phasen wahrzunehmen, um die jeweils aktuellen pflegerischen, medizinischen oder alltagsrelevanten Probleme zu bearbeiten und um die verschiedenen Aktivitäten an die Phase angepasst aushandeln bzw. planen zu können (vgl. Corbin/Strauss 2004, S. 59 ff.). Die im Folgenden skizzierten Phasen konnten von Strauss und Corbin im Rahmen ihrer Studien über chronische Krankheiten herausgearbeitet werden. Die Phasen „entsprechen dem physischen und physiologischen Stand der Krankheit" (Corbin/Strauss 2004, S. 60). Die Abbildung zeigt keinen chronologischen Verlauf. Die Phasen sind durch Arbeit gestaltbar und können positiv bzw. negativ in ihrem Verlauf beeinflusst werden.

Verlaufs-kurvenphase	Zentrale Aspekte	Handlungsziele
Vorstadium	• genetische Faktoren • Lebensweise, die eine Gesellschaft oder das Individuum für eine chronische Krankheit prädisponieren	Vorbeugen durch gesundheitsfördernde Lebensweise.
Verlaufs-kurvenbeginn	• erste Symptome • Einsetzen der Diagnostik • Unsicherheit über biografische Konsequenzen und die Auswirkungen auf den Alltag, die Berufsarbeit, die Familie	Angemessene Verlaufsvorstellungen und -pläne sollten entwickelt werden.
Stabile Phase	• kontrollierbarer Krankheitsverlauf • Aktivitäten des täglichen Lebens und Biografie sind im Rahmen der limitierenden Faktoren ausbalanciert • Krankheitsmanagement findet zu Hause statt	Wichtigste Phase im Verlauf: es geht darum, die Stabilität der Verlaufskurve zu erhalten und zu unterstützen.

Verlaufs-kurvenphase	Zentrale Aspekte	Handlungsziele
Instabile Phase	• die Symptome sind nicht kontrollierbar • es können zudem biografische Probleme auftreten und/oder es können Probleme bestehen, den Alltag, die Familien- und Berufsarbeit zu organisieren	Die Handlungsziele sind auf die Rückkehr zur stabilen Phase auszurichten.
Akute Phase	• es kommt zu Komplikationen oder einer Zunahme der Symptomatik • Aktivitäten sind nur begrenzt möglich • eine Krankenhauseinweisung kann notwendig werden	Die Handlungsziele sind auf Kontrolle der Krankheit und die Rückkehr zur stabilen Phase auszurichten. Biografische Arbeit verbleibt gegebenenfalls in der Schwebe.
Krisenphase	• es kommt zu einer kritischen oder lebensbedrohlichen Situation	Das primäre Handlungsziel ist die Kontrolle der Krankheit und somit die Rückkehr zur stabilen Phase.
Normalisierung	• Zeit der Normalisierung • es geht darum, einen Weg zu finden, mit eingeschränkten Ressourcen zu leben • der Verlauf ist aufwärts gerichtet	Das Handlungsziel ist das Erreichen körperlichen und seelischen Wohlbefindens orientiert an den adaptierten Verlaufskurvenvorstellungen und Plänen aller Akteurinnen.

Verlaufs-kurvenphase	Zentrale Aspekte	Handlungsziele
Abwärtsphase	• es kann sowohl eine graduelle (z.b. progrediente Verlaufsform der MS) oder eine rapide Verstärkung der Symptomatik (z.b. Metastasen) auftreten • es können Probleme bei der Symptomkontrolle entstehen • Alltag und Biografie müssen ständig angepasst werden	Das Handlungsziel ist eine Akzeptanz und ein Anpassen an die sukzessiven Fähigkeitsverluste.
Sterbephase	• es handelt sich um die Tage oder Wochen vor dem Tod • es können rapide Fähigkeitsverluste auftreten • es kann der Wunsch bestehen, das Leben zu reflektieren, um das Leben loslassen zu können	Das Handlungsziel sollte sein, ein würdevolles Sterben zu ermöglichen.

Abb. 7: Verlaufkurvenphasen, zentrale Aspekte und Handlungsziele
Quelle: vgl. Corbin 1998, S. 36; Hellige 2002, S. 72 f.; Corbin/Strauss 2004, S. 60 ff.; BMFSFJ 2006

Verlaufskurvenarbeit beinhaltet drei Hauptarbeitslinien, die miteinander in Einklang zu bringen sind, die Krankheitsarbeit, die Biografiearbeit und die Alltagsarbeit (vgl. Cobin/Strauss 1988). In der Krankheitsarbeit einer Diabetikerin müssen beispielsweise eine Diät eingehalten, die Blutzuckerwerte regelmäßig gemessen, Medikamente in der richtigen Dosierung regelmäßig eingenommen werden. Bei vielen chronischen Krankheiten wird Krankengymnastik verordnet und Mobilisationen sowie Prophylaxen sind durch die Betroffenen durchzuführen.

Chronische Krankheiten gehen oft einher mit einer Veränderung des körperlichen Aussehens oder der körperlichen Fähigkeiten. Dies kann – gerade zu Beginn einer Krankheit oder in Krisenphasen mit z.b. massiven Krankheitsschüben – wie bei MS – die „... Grundfesten der Existenz ..." (Corbin/Strauss 2004, S. 69), die Biografie erschüttern.

Corbin und Strauss differenzieren Biografie in die drei Bestandteile der biografischen Zeit, der Selbstkonzeption und den Körper. Der Begriff der biografischen Köperkonzeption (BKK) repräsentiert dabei die in Wechselwirkung stehenden Konzepte (vgl. Corbin/Strauss 2004, S. 69 ff.) Mit biografischer Zeit ist gemeint, dass jeder Mensch sich im Kontinuum von Vergangenheit, Gegenwart und Zukunft bewegt. Gegenwart wird immer auf der Folie von Vergangenheit erlebt, Zukunft auf der Basis der Erfahrungen aus Vergangenheit und Gegenwart gedacht. Seelische und auch körperliche Erfahrungen der Vergangenheit wirken sich auf Gegenwart und Zukunft aus. Krankheit bzw. Pflegebedürftigkeit und der Prozess des älter Werdens machen die Begrenztheit des Lebens bewusst. Die zurück liegende gesunde Zeit und zukünftige, mit einer Krankheit bzw. mit Pflegebedürftigkeit zu verbringende Zeit, beeinflussen wiederum die Vorstellungen zur Gestaltung der Gegenwart mit einer chronischen Krankheit. Die Selbstkonzeption oder Identität hängt immer auch von der Wahrnehmung des eigenen Körpers ab und entwickelt bzw. verändert sich im Laufe des Lebens. Sie wird bei chronischer Krankheit in Frage gestellt und muss sukzessive modifiziert werden. Gegebenenfalls können bestimmte Rollen nicht mehr wie geplant ausgelebt werden, wie beispielsweise eine Schwangerschaft bei bestimmten Medikamentenregimen. Ähnliches kann für Berufswünsche gelten, die sich nur noch begrenzt oder gar nicht realisieren lassen.

Der Körper ist das „Medium, durch das Selbstkonzeptionen gebildet werden" (Corbin/Strauss 2004, S. 71). Durch den Körper wird die Welt wahrgenommen. Man riecht, hört, schmeckt, sieht, ertastet mit dem Körper. Dies geschieht weitgehend unbewusst. Viele Handlungen, wie das Gehen, sind automatisiert. Erst wenn z.b. im Falle eines Schubes bei MS Lähmungserscheinungen auftreten, werden diese unbewusst oder halbbewusst ablaufenden Körperprozesse bewusst. Chronisch Kranke entwickeln eine zielgerichtete Selbstbeobachtung, wenn die Selbstverständlichkeit des funktionierenden Körpers nicht mehr existiert. Price (1989) nennt dieses Phänomen „Körperlauschen" (zit. n. Barron Mc Bride 1997, S. 22). „Weil ich mir sage, ich möchte Mensch bleiben. Und jeder Mensch hat eine Größe der Stimme, eine Gewalt der Stimme, die habe ich morgens, aber ich habe sie abends absolut nicht mehr" (Hellige 2002, S. 187), so die Aussage einer MS-Betroffenen. Es wird deutlich, dass sie durch das Hineinlauschen, durch den Vergleich von Vergangenheit und Gegenwart die tageszeitliche Verfassung ihrer Stimme genau einschätzen kann und daran orientiert ihre täglichen Aktivitäten ausrichtet, um ihre Würde, ihre Identität zu wahren und die BKK-Kette in Balance zu halten.

Die zentrale Aufgabe der chronisch Kranken ist es, die BKK-Kette wieder aufzurichten, d.h. Selbst, Körper und biografische Zeit neu zu definieren, um wieder Normalität auf neuem Niveau leben zu können. Dies geschieht mittels verschiedener Prozesse, die wiederum in Wechselwirkung stehen und teilweise parallel ablaufen. Es geht um das Kontextualisieren, d.h. die Krankheitsverlaufskurve wird in die Biografie hinein genommen. Es muss bewältigt werden, dass gewisse Handlungen nur noch mit technischer oder menschlicher Hilfe oder gar nicht mehr erfolgen können. Corbin und Strauss sprechen auch von Performanz, was bedeutet, dass eine Handlung eines Körpers bedarf, der mentale und psychische Prozesse harmonisch abstimmt und so die Handlung vollbringt (vgl. Corbin/Strauss 2004, S. 73). Letztendlich gilt es, die Identität wieder herzustellen und die Biografie neu zu entwerfen.

Die Alltagsarbeit beinhaltet u.a. die Haushaltsführung, Berufsausübung, Arbeit zur Beziehungsgestaltung, Kindererziehung, Freizeitaktivitäten und Aktivitäten wie Essen (vgl. Corbin/Strauss 2004, S. 110). Diese Arbeitslinien bzw. -typen lassen sich noch einmal differenzieren in Unterarbeitstypen, die bei chronisch Kranken und Pflegebedürftigen in den verschiedenen Phasen in unterschiedlicher Ausprägung anfallen. Eine Orientierung an Phasen und an der Krankheitsverlaufskurve mit ihren verschiedenen Arbeitstypen ist hilfreich, um ein Verständnis für die Bedürfnisse chronisch kranker Menschen zu entwickeln.

Im Folgenden soll ein Überblick über einige Arbeitstypen gegeben werden, die bei chronisch Kranken und Pflegebedürftigen in den verschiedenen Phasen in unterschiedlicher Ausprägung anfallen.

Arbeitstyp	Arbeit der chronisch Kranken	Arbeit der Angehörigen/ Professionellen, insbesondere beratende Tätigkeiten
Körperbezogene Arbeit	Je nach Ressourcen und Kontextbedingungen (Alter, Symptomen, Mobilität etc.) von selbstständig bis unselbstständig	Übernahme oder Unterstützung oder Anleitung/Schulung durch Pflegende bei der Körperpflege, Mobilisation, Prophylaxen, Essen, Ausscheiden
Medizinisch-technische Arbeit	Medikamenteneinnahme, Kontrolle der Vitalwerte, Dialyse überwachen, Blutzucker kontrollieren, Krankengymnastik durchführen etc.	Medikamente eingeben, Infusionen geben, Vitalzeichen kontrollieren, Injektionen verabreichen, Verbandswechsel, Anleitung, Schulung und Kontrolle der Kranken und Angehörigen
Informationsarbeit/ Kooperationsarbeit	Informationsbeschaffung bei Ärztinnen, Pflegenden, Selbsthilfegruppen, Freundinnen, Internet, Zeitschriften etc.	Informieren über die Krankheitssymptome und -zeichen, Informationen besorgen bzw. geben, Kontakte zu Ärztinnen herstellen, teilweise Übernehmen des Gespräches (Advocacy), Kontakte zu Selbsthilfegruppen, Krankengymnastik, Ergotherapie, Krankenkassen, MDK, Sanitätshäusern etc. herstellen, Absprachen treffen

Arbeitstyp	Arbeit der chronisch Kranken	Arbeit der Angehörigen/ Professionellen, insbesondere beratende Tätigkeiten
Aushandlungsarbeit	Sich einbringen in Verlaufskurvenplanung, Projektionen über den Verlauf der Krankheit austauschen, Bedürfnisse artikulieren und gegebenenfalls gegen Widerstand durchsetzen	Vergleich der eigenen Vorstellungen über die Verlaufskurvengestaltung mit Betroffenen- und Angehörigenansprüchen; durch Information, Deuten und Klären Optionen der Verlaufskurvenarbeit aufzeigen, Arbeitsteilungen absprechen, Verantwortungen klären
Sicherheitsarbeit	Je nach Krankheitsphase Feststellen des aktuellen Sicherheitsbedarfes und Organisieren bzw. Durchführen von Sicherheitsarbeit, z.B. Beobachten der Symptome, Testen von Geräten, behindertengerechte Wohnraumausstattung	Beobachten des Gesundheitszustandes, des Wohlbefindens der Kranken und Angehörigen, für eine sichere Umgebung sorgen; Sicherheitsbedürfnisse der Angehörigen berücksichtigen; Deuten und Klären von Symptomen, Schulen von Symptommanagement, technische Sicherheit von Geräten, Hilfsmitteln gewährleisten, Schulen im sicheren Umgang mit Hilfsmitteln, technischen Geräten, Beratung zur behindertengerechten Wohnraumgestaltung, Deuten und Klären von Widerständen bei der Nutzung von Hilfsmitteln

Arbeitstyp	Arbeit der chronisch Kranken	Arbeit der Angehörigen/ Professionellen, insbesondere beratende Tätigkeiten
Wohlbefindensarbeit	Feststellen der Aspekte, die jetzt Wohlbefinden schaffen z.b. Schmerzfreiheit, Wärme, Kälte, Licht, Temperatur, Nahrung, Lagerung, Schmerzfreiheit, spirituelle Bedürfnisse, soziale Kontakte	Eingehen auf Wünsche der Betroffenen nach Ruhe, Unterhaltung, spirituellen, geistigen, physischen Bedürfnissen, Alltagsnormalität und Alltagsritualen; Beachten der Ängste, Stimmungen, Kontaktwünsche; Deuten und Klären von Ursachen für Unwohlsein, Anleiten zu Selbstbeobachtung, Entspannungstechniken, z.b. bei Schmerz oder Stress
Gefühlsarbeit	Trauerarbeit um Alterungsprozesse, Partnerverluste, den Verlust von Fähigkeiten, Rollenverluste; Fassungsarbeit, um schambesetzte als unangenehm erlebte pflegerische Interventionen zu ertragen, Krisenerfahrungen zu verarbeiten, Freude über das Wiedererreichen oder das Erhalten von Fähigkeiten, über soziale Kontakte, sinnstiftende Tätigkeiten	Trostarbeit, d.h. aktiv zuhören, Gespräche führen, deuten und klären durch das Eingehen auf Sorgen, Ängste; Fassungsarbeit, um scham- und ekel- oder angstbesetzte Pflegesituationen zu entspannen; aber auch Hoffnungsarbeit, d.h. das Teilen von Freude, Begleitung der Angehörigen, in Krisen Präsenz zeigen

Arbeitstyp	Arbeit der chronisch Kranken	Arbeit der Angehörigen/ Professionellen, insbesondere beratende Tätigkeiten
Biografiearbeit	Bilanzierung der Auswirkungen der Krankheit auf die Biografie, Wiederaufrichtung der Identität, nicht Gelebtes in der Lebenszeit akzeptieren	Begleitung bei dem Prozess der Bilanzierung, aktives Zuhören, Deuten und Klären bei der Neudefinition von biografischer Zeit, des Selbst- und Körperkonzeptes, gegebenenfalls neue Wege aufzeigen

Abb. 8: Arbeitstypen chronisch Kranker, ihrer Angehörigen und professionellen Unterstützerinnen
Quelle: In Anlehnung an Corbin/Strauss 1988; Moers 1995; Hellige 2002; BMFSFJ 2006

Je nach den bestehenden Pflegeproblemen und der Krankheitsphase müssen hier von den Angehörigen und Professionellen im Verlauf der Begleitung Arbeitsaufgaben übernommen, neu ausgehandelt und neu verteilt werden. Beratungsaufgaben sind phasenspezifisch zu überprüfen und finden sich, wie oben beispielhaft abgebildet, bei allen Arbeitstypen wieder. Es wurde schon mehrfach der Begriff der Projektionen erwähnt, der zentral ist für die Entwicklung eines Beratungsverständnisses, das vom Kooperationsgedanken geleitet werden soll. Vorstellungen/Projektionen über den Verlauf der Krankheitsverlaufskurve werden von allen Akteurinnen mit Beginn der Krankheit bzw. zu Beginn der pflegerischen Beziehung entwickelt. Die Projektionen verändern sich im Prozess der Verlaufskurvengestaltung und müssen ausgetauscht werden, um im Sinne von Kooperation abgestimmte, konsensfähige Verlaufskurvenplanungen entwickeln zu können. Sie haben das Ziel, die Symptome zu bewältigen und den Verlauf der Krankheit zu kontrollieren. Die Projektionen der Betroffenen und der Familie hängen von verschiedenen Kontextbedingungen ab. Das sind zum einen die objektiven und subjektiven Gesundheits- und Krankheitskonzepte, die in der Regel von den Erfahrungen aus der Kindheit geprägt sind. Im Erwachsenenalter kommen dann oft wissenschaftliche Kenntnisse (objektive Gesundheitstheorien) dazu, entweder durch das Erlernen eines Gesundheitsberufes oder durch das Aneignen von wissenschaftlichen und pseudowissenschaftlichen Gesundheitstheorien über Medien. Zum anderen hängen die Projektionen vom kulturell/schichtspezifisch unterschiedlich ausgeprägten familiären Sorgeverhalten ab und damit der Bereitschaft, gegebenenfalls Pflege, Beratung zu akzeptieren, Pflegeaufgaben zu übernehmen und diese mit den Betroffenen auszuhandeln (vgl. Heusinger/Klünder 2005, S. 228 ff.).

Darüber hinaus sind die Vorstellungen über die Pflege- und Krankheitsverlaufskurve auch abhängig vom Vorhandensein von Angehörigen und dem Beziehungsgefüge, dem Wohnort der Angehörigen, den räumlichen, technischen Ressourcen, deren beruflichen Interessen, Verpflichtungen und Karrierewünschen. Sie sind geprägt von den finanziellen Möglichkeiten, dem Alter der Familienmitglieder, den geschlechtsspezifischen Rollenzuschreibungen und damit einhergehenden impliziten Zwängen, dem Grad der Zuneigung, dem Reziprozitätsgefühl, dem jeweiligen Gesundheitsstatus der Familienmitglieder etc. Ebenso sind Projektionen abhängig von den kognitiven Möglichkeiten der Informationsverarbeitung zum potenziellen Krankheitsverlauf, den möglichen Wechselwirkungen verschiedener Verlaufskurven und den Vorerfahrungen der Betroffenen mit früheren Krankheiten.

Aber auch die Pflegenden können sehr differierende Vorstellungen über den potenziellen Krankheitsverlauf entwickeln, die sie sich im Beratungskontext als Vor-Urteile bewusst machen müssen, da sie sich auf ihr Denken, Fühlen und Handeln auswirken. Die Vorstellungen hängen ab von den in der Ausbildung vermittelten Gesundheits- und Krankheitskonzepten, dem Kenntnisstand zu den pflegewissenschaftlichen Ergebnissen, der Berücksichtigung von Krankheitsbewältigungsstrategien im Pflegealltag und der in der Ausbildung erworbenen sozialkommunikativen Kompetenzen. Darüber hinaus ist es für die Projektion der Pflegenden bedeutsam, in welchem Ausmaß Einsätze in der ambulanten Pflege stattgefunden haben, um einen Einblick in die Alltagsnormalität von chronisch Kranken und ihren Familien zu erhalten.

Ebenso geht in die Vorstellung ein, inwieweit Pflegende überhaupt die Möglichkeit haben, die ausgehandelte Verlaufskurvengestaltung umzusetzen, d.h. wie können sie ihre berufliche Autonomie und ihre Handlungsspielräume gestalten, wie flexibel sind die Arbeitsprozesse angelegt und welche personellen, räumlichen und zeitlichen Ressourcen sind vorhanden.

Zusammenfassend kann festgestellt werden, dass Verlaufskurvenentwürfe, die Ausgangspunkt von Pflegeberatung sein sollten, nicht rein zweckorientiert, objektiv und wertneutral entwickelt werden, sondern von vielen Faktoren abhängen. Pflegekräfte, die beratend tätig werden wollen, sollten gerade um die subjektiven Bestimmungsmomente wissen, die in der Beziehungsgestaltung mit den chronisch Kranken und ihren Angehörigen mitbestimmen, was und wie etwas wahrgenommen wird. Es gehört zum professionellen Selbstverständnis, dass ohne eine Reflektion der eigenen Projektionen, ohne ein Aufspüren dessen, was bei den Schilderungen durch die Betroffenen als „fremd" erlebt wird, Projektionen, Wünsche und Ziele der Betroffenen in Gefahr geraten abgelehnt oder ausgeblendet zu werden. Ziel in der Beratungssituation muss es deshalb sein, die unterschiedlichen Projektionen transparent zu machen und durch Aushandlungsarbeit im Beratungsprozess gegebenenfalls zu korrigieren. Falls Wissensdefizite bei den Betroffenen oder den Pflegenden vorliegen, ist es die pflegerische Aufgabe, diese durch Informationsarbeit im Beratungsprozess zu beheben und somit Wohlbefinden für die Pflegebedürftigen und Angehörigen zu erreichen.

Chronisch Kranke, Angehörige und/oder Freunde können beispielsweise über ihre bisher erfolgreich genutzten Pflegetechniken berichten, über spezielle Nahrungsgewohnheiten des chronisch Kranken und der Familie, die das Wohlbefinden befördern, aber im Widerspruch zu bestimmten Diätvorstellungen stehen. Hierzu ist es wichtig, dass Pflegende über Gefühlsarbeit empathisch auf die Angehörigen eingehen, bewusst versuchen, sich ihrer Lebenswelt und damit Alltagsnormalität anzunähern. Eine wertschätzende Haltung der Pflegenden, die durch Respekt, Authentizität, Achtung vor der Biografie gekennzeichnet ist, gibt den Pflegebedürftigen und Angehörigen die Sicherheit sich zu öffnen. Es wäre dann auszuhandeln, wie die Wohlbefindensarbeit gestaltet werden kann, um eine stabile Phase möglichst lange zu erhalten.

2.1.3 Bedeutung der Pflege- und Krankheitsverlaufskurve für Pflegehandeln und Pflegeberatung

Das Modell der Pflege- und Krankheitsverlaufskurve ist unseres Erachtens als theoretische Handlungsgrundlage für Pflegeberatung von chronisch Kranken und ihrem Familien hervorragend geeignet, da es

- eine radikale Patientinnen- und Angehörigenperspektive einnimmt und verdeutlicht, dass sie die Hauptakteurinnen im Bewältigungsprozess sind. Krankheitsbewältigung findet überwiegend in der häuslichen Umgebung statt. Beratungsansätze müssen deshalb Alltags- und Biografiearbeit gleichermaßen wie Krankheitsarbeit berücksichtigen,
- verdeutlicht, dass der Verlauf und das Erleben einer chronischen Krankheit ein phasenhaftes Geschehen mit unterschiedlichen Entwicklungsmöglichkeiten ist und die Pflege- und Krankheitsverlaufskurve aktiv durch Arbeitsprozesse gestaltet werden kann,
- die Bedeutung der Aushandlungsprozesse hervorhebt und aufzeigt, dass gerade die beziehungsintensiven Leistungen wie Informations-, Aushandlungs-, Gefühls- und Wohlbefindensarbeit die Basisarbeitsleistungen sind, um lebensweltlich zu arbeiten und damit der Professionalisierung von Pflege dienen. Diese Arbeitstypen beinhalten Zeit, Können, Energie und Arbeitsteilung und sind Grundlage eines jeden Pflege- und Beratungsprozesses.

Übergriffe auf den Körper und die Seele der Menschen, die mit Diagnostik, Behandlung und Pflege z.B. bei Anleitungs- und Schulungstätigkeiten unabdingbar einhergehen, werden durch diese interaktionsintensiven Arbeitsleistungen überhaupt erst möglich.

2.2 Pflegeberatung und Gesundheitsförderung

Partizipation und Gesundheitsförderung werden in den gesundheitspolitischen Zielsetzungen zur verbesserten Versorgungsqualität neben strukturellen Maßnahmen als wesentliche Säule der anzustrebenden Veränderungen gefordert. Gesundheitsfördernde Beratung als Gegenstand des pflegerischen Handelns erhält insbesondere im Kontext der zu verbessernden gesundheitlichen Versorgung von chronisch kranken Menschen eine besondere Bedeutung. So weist das Gutachten des Sachverständigenrats im Gesundheitswesen für die Über-, Unter- und Fehlversorgung (Sachverständigenrat 2000/2001) unter anderem deutlich darauf hin, dass

- evidenzbasierte Patientinneninformationen,
- individuelle Behandlungspläne unter Berücksichtigung der lebensweltlichen Bezüge,
- Förderung der Selbstmanagementfähigkeiten sowie
- Patientinnenschulung und die Nutzung neuer Informationstechnologien

notwendige Voraussetzungen einer unterstützenden Patientinnenpartizipation für einen selbstbestimmten Umgang mit Krankheit und Pflegebedürftigkeit sind.

Beratung zur Gesundheitsförderung einschließlich der Patientinneninformation hat im Rahmen des Pflegeprozesses zwar einen gewissen Stellenwert, sie wird jedoch weitgehend unsystematisch und damit zufällig durchgeführt. Darüber hinaus fehlt ihr im Kontext der Patientinnenorientierung, der Gesundheitsförderung und Selbstbestimmung, der Versorgungskontinuität chronisch Kranker und nicht zuletzt der Patientinnenrechte eine Sprache, welche die Entwicklung, die mit diesen Begriffen verbunden ist, in Beratungskonzepte integriert; es fehlt an wissenschaftsorientierten pflegerischen Beratungskonzepten. Nachfolgend sollen deshalb zunächst die Grundlagen der Salutogenese dargestellt und ihre Bedeutung für pflegerisches Handeln und Pflegeberatung entwickelt werden. Salutogenetische Orientierung wird dabei als eine primär subjektorientierte professionelle Haltung verstanden, die den Dialog anstrebt. Krankheitsprozesse sind insbesondere bei einer chronischen Erkrankung mit dem Leben der Erkrankten eng verwoben und wirken auf ihre Identität, ihren Alltag, ihr Wohlbefinden, ihre Beziehungen. Das Krankheitserleben und das subjektive Krankheitsverständnis spielen deshalb im Bewältigungsprozess eine herausragende Rolle. Ein kommunikatives, also verständigungsorientiertes Handeln wird in einem Pflegeprozess, der die Gesundheitsförderung anstrebt, das zweckrationale, erfolgsorientierte Handeln überwinden müssen (vgl. Wittneben 1991, S. 75 ff.; Habermas 1997, S. 385; Hüper 1998, S. 8 f.). Dialoge zur Aushandlung eines gemeinsamen Arbeitsbündnisses sind gerade die Grundlage zur Selbstbestimmtheit, die die Chronikerin nach Antonovsky zu einer guten Schwimmerin im Strom ihres Lebens befähigen wie die nachfolgende Metapher zeigt.

2.2.1 Salutogenetisches Modell von Antonovsky

Das salutogenetische Modell von Antonovsky hat in den letzten 15 Jahren ein wesentliches Echo in der wissenschaftlichen Literatur gefunden und ist damit ein vielbeachtetes und diskutiertes Gesundheitsmodell geworden (vgl. Beutel 1989; Bengel u.a. 1998; Schüffel u.a. 1998; Wydler u.a. 2000; Jork/Peseschkian 2002; Schaefer 2002). Mit der Fragehaltung, was den Menschen gesund erhält und weniger, was ihn krank macht, fügt sich dieses Modell zeitgemäß in den Paradigmenwechsel von der Krankheit zur Gesundheit. Der Begriff Salutogenese (Salus, lat. Unverletztheit, Heil, Glück) steht in Abgrenzung zum Begriff der Pathogenese des biomedizinischen Ansatzes. Antonovskys 1987 veröffentlichtes Modell „Unraveling the mystery of health" basiert auf der Annahme, dass Menschen weder absolut gesund noch absolut krank sind. Vielmehr bewegen sie sich auf einem Gesundheits-Krankheits-Kontinuum mit den jeweiligen Enden der Gesundheit und Krankheit. Krankheit ist somit kein isoliert zu betrachtendes Phänomen. Sie ist vielmehr dicht mit den biographischen Prozessen des Erkrankten verwoben. Die salutogenetische Orientierung „verhindert, dass wir der Gefahr unterliegen, uns ausschließlich auf die Ätiologie einer bestimmten Krankheit zu konzentrieren, statt immer nach der gesamten Geschichte eines Menschen zu suchen – einschließlich seiner oder ihrer Krankheit" (Antonovsky 1997, S. 29). Es geht also nicht darum pathogenetisch zu fragen, ‚wie Krankheiten entstehen und wie sie behandelt werden können'. Vielmehr ist die Blickrichtung auf die Frage zu orientieren, ‚wie wird ein Mensch mehr gesund und weniger krank'?

Gesundheit wird dabei nicht als Gleichgewichtszustand verstanden, der durch Störungen ins Ungleichgewicht gebracht und somit zur Krankheit wird. Gesundheit ist ein dynamischer Zustand partieller Unordnung in einem Gesundheits-Krankheits-Kontinuum. Nicht die Homöostase des pathogenetischen Modells ist der „Normalfall" des Lebens, sondern die Heterostase, das Ungleichgewicht. Nicht das Übergewicht von Bakterien, Viren, Chemikalien, Lärm, schlechter Ernährung bringt das gesundheitliche Gleichgewicht außer Balance. Das Leben selbst besteht bis zum Tod aus vielzähligen unterschiedlichen Anforderungen für den Menschen und er muss ebenso zahlreiche Adaptionen entwickeln. Antonovsky verdeutlicht diese salutogenetischen Sichtweise durch die Metapher vom Fluss als Strom des Lebens:

> „Niemand geht sicher am Ufer entlang. Darüber hinaus ist für mich klar, dass ein Großteil des Flusses sowohl im wörtlichen als auch im übertragenen Sinne verschmutzt ist. Es gibt Gabelungen im Fluss, die zu leichten Strömungen oder in gefährliche Stromschnellen und Strudel führen. Meine Arbeit ist der Auseinandersetzung gewidmet: 'Wie wird man, wo immer man sich in dem Fluss befindet, dessen Natur von historischen, soziokulturellen und physikalischen Umweltbedingungen bestimmt wird, ein guter Schwimmer?'" (Antonovsky 1997, S. 92).

Im pathogenetischen Zugang, also in dem der Frage nach den Krankheitsursachen, werden die Menschen mit einem sehr hohen Aufwand aus dem reißenden Fluss gerettet. Es wird in dieser Denk- und Handlungsweise nicht danach gefragt, wie die Menschen in den Fluss geraten sind und warum sie nicht besser schwimmen können. Da die Pathogenese nach der Entstehung und Behandlung von Krankheiten fragt, bleibt der Sprung in den Fluss und die Qualität des Schwimmens unberücksichtigt. Gesundheit ist in diesem Verständnis also kein normaler, passiver Gleichgewichtszustand, sondern selbstorganisierte Kraft. Hintergrund der Modellbildung war die Forschungstätigkeit Antonovskys. Er hat als Stressforscher Frauengruppen verschiedener Ethnien zu den Auswirkungen ihrer Wechseljahre untersucht. Die untersuchten Frauen der Geburtsjahre 1914-1923 waren in Zentraleuropa geboren und teilweise in Konzentrationslagern inhaftiert gewesen. Wie erwartet, war die Gruppe der ehemaligen Inhaftierten signifikant stärker gesundheitlich belastet als die der anderen Frauen. Aber immerhin waren 29 % trotz erheblicher traumatischer Erlebnisse bei relativ guter Gesundheit. Die Überraschung über dieses Ergebnis beschreibt Antonovsky folgendermaßen:

"Konzentrieren Sie sich nicht auf die Tatsache, dass 51 % eine weitaus größere Zahl ist als 29, sondern bedenken Sie, was es bedeutet, dass 29 Prozent einer Gruppe von Überlebenden des Konzentrationslagers eine gute psychische Gesundheit zuerkannt wurde. (Die Daten zur physischen Gesundheit erzählen dieselbe Geschichte.) Den absolut unvorstellbaren Horror des Lagers durchgestanden zu haben, anschließend jahrelang eine deplazierte Person gewesen zu sein und sich dann ein neues Leben in einem Land neu aufgebaut zu haben, das drei Kriege erlebte ... und dennoch in einem angemessenen Gesundheitszustand zu sein! Dies war für mich die dramatische Erfahrung, die mich auf den Weg brachte, das zu formulieren, was ich später als das salutogenetische Modell bezeichnet habe" (Antonovsky 1997, S.15).

Für ein neues Verständnis von Gesundheit entwickelt Antonovsky neben dem Gesundheits-Krankheits-Kontinuum das Konzept des Kohärenzgefühls (SOC = Sense of coherence). Es ist die Hauptdeterminante, die über die Richtung im Gesundheits-Krankheits-Kontinuum entscheidet:

„Das SOC (Kohärenzgefühl) ist eine globale Orientierung, die ausdrückt, in welchem Ausmaß man ein durchdringendes, andauerndes und dennoch dynamisches Gefühl des Vertrauens hat, dass
- die Stimuli, die sich im Verlauf des Lebens aus der inneren und äußeren Umgebung ergeben, strukturiert, vorhersagbar und erklärbar sind;
- einem die Ressourcen zur Verfügung stehen, um den Anforderungen, die die Stimuli stellen, zu begegnen;
- diese Anforderungen Herausforderungen sind, die Anstrengung und Engagement lohnen" (Antonovsky 1997, S. 36).

Mit dem Gefühl der Verstehbarkeit (sense of comprehensibility) als der Fähigkeit des Menschen, seine Umgebung und sich selbst nicht als chaotisch, willkürlich, zufällig oder unerklärlich zu verarbeiten, werden unsere kognitiven Verarbeitungsmuster angesprochen. Das Gefühl von Handhabbarkeit bzw. Bewältigbarkeit (sense of manageabilitiy) bezieht sich auf die Überzeugung des Menschen bei Anforderungen auch Problemlösungen zu finden. Dazu gehören auch das Wissen und die emotionale Sicherheit bei Anforderungen, die geeigneten Ressourcen zu nutzen und zu mobilisieren. Dieses können sowohl die eigenen Ressourcen und Kompetenzen als auch die anderer Menschen sein wie kognitiv-emotionale Verarbeitungsmuster. Die dritte Hauptdeterminante ist das Gefühl von Sinnhaftigkeit bzw. Bedeutsamkeit (sense of meaningfulness) also die Fähigkeit, das eigene Leben sinnvoll zu gestalten. Diese Komponente wird von Antonovsky für die wichtigste gehalten (vgl. Antonovsky 1997, S. 33 ff.; Bengel u.a. 1998, S. 30; Franke 2006, S. 158). Inwieweit es einem Menschen gelingt, auf der gesunden Seite des Kontinuums zu leben, ist eng mit seinen Widerstandsressourcen verknüpft. Die Art und Weise wie er mit Stressoren umgeht und seine Fähigkeit Anspannungen adäquat zu beantworten, ist eng verknüpft mit dem materiellen Status, dem Wissen und Können, der Problemlösungsfähigkeit, der Identität und dem Lebensstil, der Balance von Anforderungen und Bewältigungen und den Möglichkeiten in sozialen Netzen befriedigende Beziehungen einzugehen. Neben diesen individuellen Merkmalen ist sie nicht zuletzt auch mit den gesellschaftlichen Bedingungen des Friedens verknüpft. Die individuelle Fähigkeit zu schwimmen, also ein hohes Kohärenzgefühl mit guten Widerstandsressourcen, ist abhängig

- von der Gewissheit, die Umwelt aufgrund von Erfahrungen zu verstehen und Abläufe vorausschauend zu erkennen,
- vom Wissen, dass auch zukünftige überraschende unbekannte Situationen und Ereignisse strukturiert erfasst und eingeordnet werden können,
- vom Selbstvertrauen zur Problemlösung,
- von der Sicherheit, dass vertraute Menschen in der Bewältigung der Anforderungen helfen können,
- von der Fähigkeit, das Leben sinnvoll zu führen und dem Gefühl, Einfluss auf die Gestaltung von Situationen zu haben.

Das Kohärenzgefühl ist also neben den Widerstandsressourcen das entscheidende Element zur Bestimmung des Gesundheitszustands. Es entsteht nach Antonovsky durch ein ‚Muster von Lebenserfahrungen', die als konsistente Erfahrungen die Basis des Verstehens, der Handhabbarkeit und der Sinnhaftigkeit bilden. Menschen, die im Laufe der Kindheit und Adoleszenz einen hohen SOC ausbilden konnten, erleben sich und die Welt auf der Grundlage konsistenter Erfahrungen. Dass heißt, erlebte Verlässlichkeit, Dauerhaftigkeit, Wiederholungen in Prozessen und Beziehungen ermöglichen Verstehbarkeit und partizipative Entscheidungsprozesse. Weniger die Dimension der Kontrolle, sondern der Einfluss auf die Ergebnisse des mit sozialer Wertschätzung verbundenen Alltags sind bedeutsam. Eine Belastungsbalance ist das Ziel, in der weder Unter- noch Überforderung das Gefühl der Handhabbarkeit beeinträchtigen (vgl. Antonovsky 1997, S. 91 ff.). Die Bedeutung der Salutogenese für die Gesundheitstheorie und Gesundheitsversorgung liegt darin, dass

- die Salutogenese die einseitig auf Krankheit konzentrierte Gesundheitsversorgung überwinden und gesundheitliche Fragestellungen multidisziplinär beantworten will,
- die Salutogenese die Möglichkeit bietet, als Meta-Theorie für Konzepte grundlegend zu sein und ein biopsychosoziales Verständnis von Gesundheit und Krankheit ermöglicht,
- die Salutogenese, als theoretisches Fundament dieser neuen Orientierung Prävention und Gesundheitsförderung fokussiert.

Das Gesundheits-Krankheits-Kontinuum erweitert den Diskurs um den Gesundheits- und Krankheitsbegriff. Es ermöglicht die gesunden Teile der Kranken und die kranken Teile der Gesunden zu erkennen.

Salutogenese fördert indirekt die Akzeptanz von Krankheitsprozessen und bietet die Möglichkeit, Sterben und Tod als unveränderliche Bestandteile menschlichen Lebens zu integrieren (vgl. Franke 1997; Bengel u.a. 1998; Wydler u.a. 2000).

2.2.2 Bedeutung der Salutogenese für Pflegehandeln und Pflegeberatung

Für die Pflegeberatung und das pflegerische Handeln bietet die salutogenetische Orientierung im Zugang auf den kranken Menschen, insbesondere auf den chronisch kranken Menschen einen bedeutenden Perspektivwechsel. Im

Pflegeprozess oder der Pflegeberatung gemeinsam – und jede andere Möglichkeit schließt die Salutogenese aus – die gesunden Anteile zu suchen und zu finden bedeutet, eine pflegerische Beziehung einzugehen, die zunächst und zuallererst „hören lässt, was einer von sich erzählt" (Canetti). In einem auf dieser Basis angestrebten gemeinsamen Handeln sind die chronisch Kranken mehr als mögliche Informationsträger im Verbund der dann letztlich kompetenten und entscheidenden Therapieanordnerinnen. Und sie sind mehr als die, die darauf vertrauen müssen, dass das ihnen Verordnete auch das ihnen Gemäße ist. Die Kranken als Subjekte zu verstehen und ihre Lebenswirklichkeit in den Mittelpunkt der Pflege- und Therapiebestrebungen zu stellen, ermöglicht professionelle Unterstützungsleistungen, welche das Kohärenzgefühl und damit die Gesundheit der Chronikerinnen stärken.

Für diesen Kontext soll ausdrücklich die Erweiterung des Kohärenzmodells durch die Arbeitsgruppe um Franke erwähnt werden. Obgleich das Modell sowohl begrifflich-konzeptionell als auch methodisch weiter entwickelt wurde (vgl. Wydler u.a. 2000) soll hier der Aspekt der Gesundheitsförderung noch einmal aufgegriffen werden. Franke verweist darauf, dass Antonovsky als Stressforscher ein reaktives Modell entwickelt hat, indem auf Anforderungen geantwortet wird und es bleibt „unentdeckt" wie Gesundheit unmittelbar zu fördern ist. Franke u.a. (2001) wollen die Stressbewältigung darüber hinaus um gesundheits- und adaptionsfördernde Kognitionen, Emotionen und Verhaltensweisen ergänzt wissen. Sie erweitern deshalb die Flussmetapher um die Dimension des Genusses und der Entspannung im Leben.

„Wir alle sind von unserer Geburt bis zum Tod im Fluss des Lebens. Dieser Fluss zeichnet sich durch schwer zu bewältigende Abschnitte wie Wasserfälle und Stromschnellen aus und es gibt Gebiete, in denen die gefährlichen Wasserlebewesen lauern. Dort kommt es darauf an, wachsam zu sein und alle verfügbaren Bewältigungsressourcen zu aktivieren, um den schwierigen Situationen gewachsen zu sein. Es gibt aber auch Abschnitte, in denen der Fluss kaum Strömung hat, sondern gemächlich an Wiesen und Bäumen entlang plätschert. Hier gibt es keine Notwendigkeit, um das eigene Überleben zu kämpfen. Man kann sich auf dem Rücken treiben lassen, die Blumen am Ufer bewundern, einen Baumstamm als Floss benutzen oder sich mit Schwimmern und Schwimmerinnen bei Wasserspielen vergnügen. Dies alles dient in jedem Fall der Entspannung und Erholung, reaktiviert die Bewältigungsressourcen und erhöht das Gefühl der Belastungsbalance und damit der Handhabbarkeit, macht aber auch einfach Spaß, steigert die Lebensfreude und Lebensqualität und fördert damit die Gesundheit. Von der Quelle bis zur Mündung hat der Fluss einen wechselvollen Verlauf und es ist wichtig, zu erkennen, wann es zu kämpfen gilt und wann Erholung und Genießen im Vordergrund stehen und, dass für die unterschiedlichen Phasen unterschiedliche Fähigkeiten notwendig sind" (Welbrink/Franke 2000, S. 49).

Entspannung und Erholung gerade auch in Zeiten vermehrter Anstrengung bewusst in den Alltag zu integrieren ist eine wesentliche Fähigkeit, die es durch Pflegehandeln und Pflegeberatung zu unterstützen gilt. Insbesondere für die Bewältigung einer chronischen Erkrankung ist es unverzichtbar, Körperlichkeit auch lustvoll zu erleben. Entspannungsmethoden wie die Progressive Muskelentspannung, Atemübungen, Autogenes Training aber auch entspannende Ganzkörperwäsche, Massagen, Aromatherapien, Wickel und Auflagen sind Möglichkeiten genussvolles Körpererleben zu fördern. Die Basale Stimulation und die Kinästhetik sind zwei pflegerische Konzepte, die in der pflegerischen Interaktion Wohlbefinden gezielt durch Berührung und Bewegung erreichen wollen (vgl. Buchholz u.a. 2001). Dass darüber hinaus eine von empathischer Grundhaltung und Wertschätzung geprägte Beziehungsgestaltung ihrerseits positive Auswirkungen auf die für die Gesundheit notwendige Vertrauensbildung hat, ist mittlerweile ebenso evident wie die Tatsache, dass Humor in schwierigen Situationen ausgesprochen spannungslösend sein kann (vgl. Titze/Eschenröder 1998).

Für pflegerisches Handeln und Pflegeberatung von Menschen mit chronischen Krankheiten bedeutet die salutogenetische Orientierung zunächst eine professionelle Haltung, die ihren Expertinnenstatus durch die grundsätzliche Anerkennung der Patientinnen- und Bewohnerinnenrealität und ihrer Alltagssorgen durch gesundheitliche Beeinträchtigungen zum Ausgangspunkt von Unterstützung und Beratung macht. Chronisch Kranke müssen zur Bewältigung ihrer Gesundheitsprobleme auf verschiedenen Ebenen Kompetenzen erwerben: Kompetenzen zum Krankheitswissen wie beispielsweise die der Informationsbeschaffung und Symptomkontrolle, zum Umgang mit Einschränkungen aber auch zum Umgang mit professionellen Gesundheitsarbeiterinnen und Kompetenzen zur veränderten Rolle im eigenen wie im Familien- und Berufsleben (Alltagsorganisation, Gewohnheiten, finanzielle Fragen).

Pflege und Pflegeberatung werden diesen Prozess des Kompetenzerwerbs sowohl in der stationären Versorgung als auch in der ambulanten Versorgung begleitend unterstützen müssen. Diese Unterstützung basiert im salutogenetischen Sinne auf Partizipation und Selbstbestimmung. Das Pflegehandeln als überwiegend personenzentriertes Handeln bedarf dazu einer auf ‚Augenhöhe' gestalteten Beziehung. Diese für das Gesundheitswesen insgesamt zu verändernde Beziehungsbildung zwischen Erkrankten und Professionals greift die allgemeine gesellschaftliche Entwicklung veränderter Werte auf (vgl. Scheibler/Pfaff 2003). Keupp (2003) konstatiert einen Dreischritt dieses Wertewandels, welcher von der Maxime der Selbstkontrolle in den 50er und 60er Jahren (Außenorientierung: Pflichterfüllung), zur Maxime der Selbstverwirklichung in den 70er und 80er Jahren (Innenorientierung: Individualisierung und Emanzipation) zur Maxime des Selbstmanagements in den 90er Jahren und in die Zukunft reicht (Innen/Außenorientierung: Balance/Stimmigkeit).

Das Kohärenzgefühl, also das Gefühl mit der Welt in Übereinstimmung zu sein, als hervorstechendes Merkmal des Selbstmanagements, ist nach Antonovsky ausschlaggebend für die Erhaltung der Gesundheit. Die Verarbeitung von Informationen (sense of comprehensibility), die Überzeugung und Fähigkeit zur Problemlösung (sense of manageabilitiy) und das Gefühl, das eigene Leben emotional als sinnvoll zu erleben (sense of meaningfulness) sind verbunden mit einem Potenzial von Widerstandsressourcen und ermöglichen auf diese Weise in einer fragmentierten, oft widersprüchlichen Welt mit einer Vielzahl von Handlungsoptionen immer wieder eine Passung herzustellen. Dieses gilt umso mehr für das Leben mit Krankheit, Behinderung oder Altersgebrechlichkeit. Die aktive Leistung, das Leben in eigenverantwortlicher Selbstpflege mit den persönlichen Ressourcen von Bauch, Herz und Hirn zu betreiben, gelingt auch bei gewünschtem und gewolltem Anspruch nicht immer gleichermaßen. Pflege und Pflegeberatung müssen deshalb sowohl bei einer neu entstandenen Pflegebedürftigkeit als auch bei der

Unterstützung und Begleitung im Leben mit Pflegebedürftigkeit eine entscheidende Rolle einnehmen. Pflegende unterstützen die Pflegebedürftigen in ihren Bewältigungsprozessen und bei ihren Abstimmungs-, Koordinations- und Integrationsleistungen. Sie unterstützen und befähigen an den Ressourcen orientiert und fördern auf diese Weise den selbstbestimmten Umgang mit der Erkrankung, mit Behinderung oder Gebrechen. Pflegehandeln ist nach diesem Professionsverständnis immer auch beratend. Eine in diesem Sinne angestrebte Gesundheitsförderung von Chronikerinnen im Pflegehandeln und in der Pflegeberatung wird in der professionellen Haltung darauf bedacht sein

- die Komplexität einer chronischen Erkrankung erkennbar werden zu lassen und somit verstehbar zu machen,
- die Unsicherheiten und Ängste zu berücksichtigen, zu besprechen, Hilfen anzubieten und somit die Handlungsfähigkeit zu erhalten,
- die Lebensqualität im Alltag zu fördern und somit die Sinnhaftigkeit des Engagements zu stärken

und auf diese Weise das Wohlbefinden zu steigern.

Dabei ist die Gesundheitsförderung noch einmal von der Prävention zu unterscheiden. Bei der Prävention, die auf dem Risikofaktorenmodell basiert, geht es um die Verhütung oder Verhinderung spezifischer Erkrankungen oder Gesundheitsstörungen. Die Gesundheitsförderung ist hingegen vielmehr auf die Fähigkeiten zur Lebensbewältigung konzentriert und die Steigerung des Wohlbefindens im Leben (vgl. auch Altgeld/Kolip 2004, S. 42).

2.2.3 Pflegeberatung zur Stärkung des Kohärenzgefühls

Pflegeberatung mit einer salutogenetischen Orientierung wird vorrangig Fähigkeiten und Kompetenzen der Chronikerin stärken, die sie zu einem selbstbestimmten Umgang mit ihren Gesundheitsbeeinträchtigungen befähigen. Diese Zielsetzung berührt die Gestaltung der Beratungsbeziehung und ihre inhaltliche Ausrichtung. Vertrauen in die Kompetenz der Beraterin ist ein ebenso unabdingbares Element des Beratungsprozesses wie die durch die Chronikerin und ihre Alltagsprobleme zu bestimmenden Inhalte und Themen. Die Beratung ist ein dem Prinzip nach offener Prozess und im Gegensatz zur Patientinnenschulung nicht inhaltssystematisch aufgebaut und ergebnisfixiert. Vielmehr geht es darum, dass die Chronikerin und die Beraterin gemeinsam die Bedingungsgefüge analysieren und Strategien entwickeln, die der Chronikerin konsistente Erfahrungen ermöglichen, partizipative Entscheidungsräume eröffnen und die Belastungsbalance auszugleichen versuchen.

In Anlehnung an Antonovsky und Franke u.a. können folgende allgemeine Fragen die Beratungsgespräche leiten:
1. Umgang mit Stressoren durch Gesundheitsprobleme:
   Welche zu identifizierenden Faktoren können den aktiven Umgang mit der Erkrankung fördern? Und welche zu identifizierenden Faktoren fördern das Wohlbefinden, die Freude und die Lebenslust?
2. Stärkung des Kohärenzgefühls mit den Elementen Verstehen, Bewältigen und Sinnfindung/Engagement:
   Auf welche Weise können der individuelle Krankheitsverlauf, das individuelle Krankheitsverständnis und das individuelle Krankheitserleben in der Komplexität als bio-psycho-soziales Geschehen mit phasenhaftem Verlauf verstehbar werden? Wie sind die Bedingungen der Bewältigung? Welche Ressourcen sind vorhanden und welche neu zu erschließen? Welche Fähigkeiten zur aktiven Auseinandersetzung können unterstützt oder gefördert werden und welche des Genusses und des Wohlbefindens? Wie ist die Lebensqualität trotz der Gesundheitsprobleme zu erhalten und so die motivationale Grundlage zu fördern? Welche Copingstrategien stehen zur Verfügung und wie können Alternativen für eine situationsspezifische Auswahl gefördert werden? Können Ressourcen wie Humor, Liebe, Genussfähigkeit, Sport genutzt, erweitert oder entwickelt werden?

Unverkennbar sind die Fragestellungen nicht auf auszugleichende Defizite, sondern auf die Kompetenzförderung der Chronikerin gerichtet; einer Kompetenzförderung, die sowohl Fähigkeiten zur Auseinandersetzung als auch jene zur Erholung und zum Genuss umfasst. Diese Kompetenzförderung vollzieht sich vorrangig im Dialog und kann, sofern sie auf Kooperationen basiert, auch unter dem Aspekt von Bildung gesehen werden (vgl. Grams

1998). Als solche stärkt die salutogenetisch orientierte Pflegeberatung die Autonomie der Chronikerin durch die Übernahme beiderseitiger Verantwortung für die zu gestaltenden Alltagssituationen. Sie unterstützt die Lebensaktivitäten (Roper) und fördert ein Gesundheits- und Pflegehandeln auf der Grundlage weitgehenster partizipativer Entscheidungsprozesse durch die Betroffenen und ihre Bezugspersonen.

Das angestrebte Gesundheits- und Pflegehandeln ist deshalb keinesfalls wertneutral oder expertinnendominant, sondern muss im Kontext der Biografie der Kranken von ihr als sinnvoll erachtet und ihrer „häuslichen Kultur" angepasst sein.

> „Die Autonomie des Patienten besteht im Wissen, dass die Verantwortung für ihr Leben bei ihr selbst liegt – und im selbstbewussten Handeln nach diesem Wissen. Nur mit einem autonomen Patienten kann der Therapeut solidarisch zusammenarbeiten; nur mit ihm kann er sich die Verantwortung teilen und an der Wiederherstellung partnerschaftlich arbeiten" (Schönberger 1987, S. 143).

Ihre Wirklichkeit, ihre Problemdefinitionen und nicht zuletzt die ihr Handeln bestimmende Normen werden derzeit noch häufig durch expertinnendominante Interpretationen als defizitär definiert. Diese Definitionsmacht der professionellen Gesundheitsarbeiterinnen wird jedoch zunehmend zurück gedrängt und eine partnerschaftliche Beziehung angestrebt. Eine partnerschaftliche Beziehung, die einen Prozess ermöglicht, der die Betroffenen befähigt,

- „vorgegebene Normen des Handelns einer Situation entsprechend zu interpretieren und an der Veränderung ihrer Entstehungsbedingungen mitzuwirken,
- trotz schädigungsbedingter sozialer Abhängigkeit zu eigenständigem Handeln in sozialen Bezügen zu finden,
- seine Handlungsfelder zu erkennen, zu erweitern und zu gestalten,
- Begrenzungen seines Handelns zu überwinden oder anzuerkennen" (Schönberger 1987, S. 121).

In diesem Sinne wirkt Pflegehandeln und Pflegeberatung dann auch bildend. Auch Beier (2003) und Mertin/Müller/Beier (2005) sehen die bildende Aufgabe in der Pflegeberatung.

Zur Konkretisierung und Veranschaulichung wird nachfolgend auf der Basis einer pflegewissenschaftlichen Studie beispielhaft die salutogenetisch orientierte Pflegeberatung herausgearbeitet. Die nichtrepräsentative Studie zur Ermittlung des Unterstützungsbedarfs von Menschen nach Schlaganfall mit einer qualitativen und quantitativen Befragung von 53 Betroffenen zielte zum einen auf die erlebten Auswirkungen nach Apoplex im Alltag der häuslichen Umgebung. Zum anderen wurden auf dieser Grundlage Empfehlungen zur verbesserten Versorgung gegeben (vgl. Allgeier/Kämmerle-Hofrichter 2005). Die Befragten waren zwischen 40 und 89 Jahre alt. Die überwiegende Anzahl benötigte Hilfe in der Selbstversorgung wie der Körperpflege, der Essenszubereitung und dem Einkauf, den Haushaltsarbeiten. Die körpernahen Hilfen übernahmen die Ehepartner, die körperfernen Hilfen die Kinder oder weitere Angehörige. Zwei Drittel der Befragten konnte sich ohne Hilfe nicht aus der Wohnung bewegen. Obgleich die Einstufung in eine Pflegeversicherung nicht unbedingt mit dem Hilfebedarf identisch ist, zeigt sie doch den versicherungstechnischen festgestellten Bedarf. Danach bekamen 22 der Befragten keine Unterstützung nach dem PflegeVG, 13 waren in die Pflegestufe I, 19 in die Pflegestufe II und drei in die Pflegestufe III eingestuft. In den Ergebnissen der qualitativen Befragung anhand eines Leitfadeninterviews nannten die Chronikerinnen folgende Themen:

- Den Bedürfnissen nach Information und Wissen zum Schlaganfall und der poststationären Situation wurde weder im Krankenhaus noch in der häuslichen Versorgung nachgekommen. Weder konnten die Gefährdung durch Risikofaktoren noch die Symptome individuell adäquat eingeschätzt werden. Dabei wird deutlich, dass Informationen sowohl als entlastend als auch als belastend erlebt werden. Für das Präventionsverständnis sind sie gleichzeitig entlastend und ängstigend. Auch der Aufenthalt in der Rehabilitationseinrichtung war weniger auf die Wissensvermittlung zur Krankheitsbewältigung konzentriert, sondern vielmehr auf technische Unterstützungsleistungen wie Schwerbehindertenausweis und Hilfsmittel.
- Bei den Alltagsveränderungen waren die mit den Einschränkungen verbundenen Abhängigkeiten für Nahrungsaufnahme, Körperpflege und Kleiden scham- und trauerbesetzt. Diese Gefühle führten zum Rückzug von der Außenwelt und erhöhten gleichzeitig die Sorge we-

gen der starken Beanspruchung der Angehörigen. Neben der reduzierten Belastbarkeit mit visueller und akustischer Empfindlichkeit sowie instabiler Gefühlslage bestand als herausragend benanntes Phänomen die Angst vor Stürzen und erneutem Apoplex sowie Einsamkeit und Langeweile.
- Als unterstützend wurden zuallererst die Familie, Freundinnen und Bekannte erlebt. Bei in ihrer Mobilität nicht eingeschränkten Befragten wurde die Teilnahme an einer Selbsthilfe- und Schlaganfallsportgruppe als hilfreich wahrgenommen. Allerdings kam es auch zu Kontaktabbrüchen. In konfliktreichen Familien bestanden bei den Befragten mit eingeschränkter Mobilität Ängste des Verlassenwerdens. Eine Last für die anderen zu sein, wurde als Grund gesehen.
- Als Bedarfe, Wünsche und die Zukunftsperspektive gaben die Befragten eine Verbesserung oder die Stabilisierung des Gesundheitszustandes an. Die Wüsche nach Unabhängigkeit, Selbstständigkeit und Teilhabe am sozialen Leben standen dabei im Vordergrund. Für diese Zielsetzung wünschten sich die Befragten stärkere professionelle Unterstützung.

Die Ergebnisse dieser Studie decken sich insbesondere im Bereich der Alltagsveränderungen weitgehend mit Studien aus der Copingforschung (vgl. Stiftung Deutsche Schlaganfall-Hilfe 2006, S. 15 ff.). Angewandt auf die Elemente des Kohärenzgefühls von Verstehen, Bewältigen und Sinnhaftigkeit/Engagement können die Ergebnisse folgendermaßen zugeordnet werden:

Informationen und Wissen fördern Orientierung und Verstehen
Obgleich chronische Erkrankungen in der Regel schleichend beginnen, wird der Schlaganfall von den meisten Menschen ohne wahrgenommene Vorankündigung wie ein „Blitz aus heiterem Himmel" erlebt. Die Auswirkungen sind dabei so massiv, dass zwei Drittel der Betroffenen nach dem Krankenhausaufenthalt und den rehabilitativen Behandlungen in ihren Lebensaktivitäten unterstützt werden müssen. Dennoch sind die Risikofaktoren für die Erkrankung mit der dritthäufigsten Todesursache nur wenig bekannt. In der größten deutschen Studie zum Risikowissen in der Bevölkerung musste

festgestellt werden, dass jede Dritte keinen einzigen Risikofaktor kennt. Nur 13 % der Befragten konnten vier Risikofaktoren benennen (vgl. Kompetenzzentrum Schlaganfall 2006).

Mit den Symptomen von Sehstörungen, sensiblen Störungen auf einer Seite des Körpers, motorischen Störungen ein- oder beidseits, Sprach- oder Bewusstseinsstörungen, Schwindel und Verwirrtheit, plötzlichen Stürzen mit kurzem Bewusstseinsverlust ist der Apoplex eine schwerwiegende existenzielle Krise. Bereits bei der frühstmöglichen Mobilisation sind für die Erkrankten und ihre Angehörigen die medizinischen Handlungen durch Wissensvermittlung transparent zu machen. Dazu gehört beispielsweise, dass am Körper eines Menschen ohne Handlungserklärung und Zielabsicht keine Maßnahmen „vorgenommen" und nicht nur Ziele, sondern auch Fortschritte benannt werden. „Den Patienten zu befähigen, sich so stark wie möglich an seiner Genesung zu beteiligen und Verantwortung dafür zu übernehmen" (Benner 1994, S. 75), fördert die Orientierung und den Umgang mit den gesundheitlichen Einschränkungen. Ebenso sollte die Abfolge der wesentlichen Therapieschritte für die Angehörigen deutlich sein.

Ein solchermaßen ausgerichtetes professionelles Verständnis ermöglicht nicht nur das für den Krankheitsverlauf so bedeutsame Vertrauen in die eigenen Fähigkeiten und das Gefühl einer Unterstützung der Akteurinnen, die Sicherheit schaffen. Informationen und Wissensvermittlung bewirken durch Orientierung und Verstehen auch die notwendige Partizipation der Betroffenen, die die Krankheitsverlaufskurve positiv zu beeinflussen vermag.

Sukzessive, fallangepasste Informationen und Wissensvermittlung fördern für den weiteren Krankheitsverlauf das Verstehen auf der Ebene der Erkrankung selbst und den Umgang mit der Erkrankung. Dazu gehören Kenntnisse zum Krankheitsverlauf, der Symptomkontrolle, der Medikamenteneinnahme und -wirkung. Ebenso sind Kenntnisse zur Kompensation der Fähigkeitsverluste durch den individuell abgestimmten Umgang mit den Hilfen der Krankengymnastik, Ergotherapie und Hilfsmittel nötig, wie die Kenntnisse, die subjektiven Befindlichkeiten so zu kommunizieren, dass gezielte Unterstützung mit den signifikant Anderen möglich wird (vgl. Hellige 2002, S. 200

ff.). Informationen und Wissen, welche das Verstehen durch die intellektuelle Erfassung eines Zusammenhangs fördern, beugen Ohnmachts- und Hilflosigkeitsgefühlen vor und sind somit sowohl für die präventive Beeinflussung des Krankheitsverlaufes grundlegend bedeutsam als auch für seine Bewältigung.

Wingenfeld hat auf der Basis einer Palette von Untersuchungen zur Unsicherheit im Patientinnenerleben eine Unterteilung für die Deutungs- und Handlungsebene vorgenommen. Auf der Deutungsebene ist die Unsicherheit durch ein Verstehen der Krankheit, der Symptomentwicklung und der gefühlsmäßigen Reaktionen sowie durch transparente Entscheidungen und Handlung professioneller Gesundheitsarbeiter zu mindern. Auf der Ebene der Handlungsorientierung sind Unsicherheiten durch Kenntnisse der Medikamenteneinnahme, der Unterstützung von Verhaltensveränderungen wie bei Diäten, der Selbstpflege, der Versorgung und des Wissens zum Handeln bei Komplikationen sowie der Risikoeingrenzung zu minimieren (vgl. Wingenfeld 2005, S. 124 f.). Unter dem Aspekt der Stressbewältigung führt die Beeinflussung von Unsicherheit und Angst durch handlungsorientierte Informationen und Wissen zu mehr kontrollierten Stresssituationen. Die Stressforschung konnte für die Bewertung zeigen, dass ein Krankheitsereignis, eine Krankheitssituation, die als kontrollierbar erlebt wurde, für das Selbstverständnis ebenso wie für den Körper andere Auswirkungen haben als unkontrollierbar erscheinende Situationen.

„Wenn sich eine Belastung als kontrollierbar erweist, kehrt sich plötzlich alles um, aus einer Bedrohung wird eine Herausforderung, aus Angst Zuversicht und Mut, aus Ohnmacht wird Wille, und am Ende, wenn wir etwas geschafft haben, spüren wir, wie unser Vertrauen in das, was wir wissen und können, gewachsen ist. Wir sind stolz und zufrieden, froh und ein bisschen glücklich. Ganz anders wandeln sich unsere Gefühle, wenn wir erkennen müssen, dass wir keine Möglichkeit finden, eine drohende Gefahr rechtzeitig abzuwenden. Dann schlägt die Angst um in Wut und Verzweiflung, die anfängliche Ratlosigkeit wächst zu anhaltender Ohnmacht, die leichte Verunsicherung zu quälendem Zweifel" (Hüther 2004, S. 39 f.).

Gerade zu Beginn einer chronischen Erkrankung ist es deshalb für die Betroffenen und ihre Angehörigen notwendig, ein bio-psycho-soziales Krankheitsverständnis zu entwickeln, das die mit der Erkrankung verbundenen Phänomene ordnen und verstehen kann. Auf dieser Basis wächst die Überzeugung, dass es möglich ist, den Krankheitsverlauf einzuschätzen und zu steuern. Der Krankheitsverlauf wird in gewissem Maße prognostizierbar und kontrollierbar. Aufklärung durch Informationen und Wissen zur Krankheit und Behandlung und Kenntnisse zu einem angemessenen Krankheitsmodell, Einsicht und Verantwortung für einen angemessenen Umgang mit der Erkrankung, eine sensible Körperwahrnehmung durch Symptomkontrolle, Entwicklung von Selbstmanagementkompetenzen für Handlings aber auch zur Mobilisierung von Unterstützungsressourcen (vgl. Petermann 1997, S. 3) sind für die Chronikerin unverzichtbare Bewältigungsvoraussetzungen.

Die Aneignung dieser Kompetenzen zu unterstützen, also die durch die Erkrankung vorgegebenen Handlungsfelder zu erkennen, zu erweitern und zu gestalten, ist ein wichtiges Element einer gesundheitsfördernden Pflegeberatung. Fallorientierte Informationen und Wissensvermittlung und die sich daraus entwickelnden Erfahrungen ermöglichen das selbstbestimmte Handeln, welches für das Vertrauen zu sich selbst, zu den Angehörigen und für die Zukunft wesentlich ist.

Bewältigung des Alltags bei bedingter Gesundheit
Das Verstehen der Krankheit im Krankheitsprozess ist für den chronisch kranken Menschen grundlegend. Die Fähigkeiten, die im Prozess des Verstehens erworben werden, sind notwendig für die Aushandlungsprozesse aller an der Krankheitsbewältigung Beteiligten. Diese Interaktionsprozesse, die in der Pflege- und Krankheitsverlaufskurve eine herausragende Rolle einnehmen, bilden den Dreh- und Angelpunkt der Bewältigungsleistungen. Auch hier sind Informationen und Wissen für Betroffene und Angehörige zu Unterstützungs- wie Entlastungsmöglichkeiten eine wesentliche Voraussetzung für konsistente Versorgungsverläufe. Neben den empirischen Ergebnissen von Corbin/Strauss hat die Copingforschung in den letzten zwei Jahrzehnten die Bedeutung der Krankheitsverarbeitung für den Verlauf der Erkrankung, die Lebensqualität und das Wohlbefinden deutlich gemacht. Differenzierte Modelle zu sozialen, individuellen, persönlichkeits- und krankheitsspezifischen Einflussfaktoren sowie deren Ressourcen zeigen, welche

bestehenden und erwarteten Anforderungen emotional, kognitiv und situationsgebunden bewältigt werden müssen (vgl. Harrer 1995, S. 409 ff.). Die Orientierung auf Ressourcen und die Befähigung zur Kompetenzentwicklung sind unter dem Aspekt der Gesundheitsförderung die beiden wesentlichen Entwicklungen in der Auseinandersetzung mit gesundheitlichen Beeinträchtigungen. Während Corbin/Strauss mit der Pflege- und Krankheitsverlaufskurve den phasenhaften Verlauf chronischer Erkrankungen mit drei Hauptarbeitslinien in Beziehung setzen, die Copingforschung Belastungen und Ressourcen differenziert, geht es der Gesundheitsförderung um Stärkung und Kompetenzförderung für ein autonomes Leben auch bei bedingter Gesundheit. Gesundheitsförderung bei chronischer Krankheit schließt sich gerade in dem hier vertretenen Gesundheitsverständnis nicht aus. Vielmehr wird davon ausgegangen, dass die Selbstbestimmungsidee Chancen zu Handlungsmöglichkeiten eröffnet, die Autonomie und Hilfsbedürftigkeit zulassen, ohne die Selbstbestimmung im Autismus zu verlieren und die Hilfsbedürftigkeit mit Abhängigkeit auszugleichen (vgl. Hüper 1994, S. 266 ff.). Pflegeberatung bedarf dazu eines anderen Professionsverständnisses, einer anderen Kultur des Helfens.

Kompetenzförderung kann nicht bedeuten, die Unterstützungsleistungen im Pflegeprozess und der Pflegeberatung gleichermaßen expertinnendominat und/oder mittelschichtspezifisch zu gestalten. Auch Unterstützerin und Behandlerin müssen darauf vertrauen lernen, die Fähigkeit zum selbst gestalteten Leben nicht auf dem Altar allumfassender medizinischer und pflegerischer Versorgung zu opfern. Sie müssen anerkennen lernen, dass selbstbestimmte Lebensgestaltung eng mit der Biografie der Kranken, ihrem sozialen Umfeld und ihren Lebensentwürfen verbunden ist. Hieran anzuknüpfen ist die Aufgabe, auch wenn der Eigen-Sinn der Subjekte möglicherweise nicht die Wege der Compliance einschlägt, die die Expertin für empfehlenswert hält. Nicht die in das Korsett aller möglichen pflegerischen und medizinischen Strategien gepresste und angepasste, aber hoffnungslose und unglückliche Patientin kann das Ziel der Bemühungen sein; nicht das Expertinnenkonzept hier und die Lebenspraxis der Patientin dort die einzuschlagende Strategie. Vielmehr geht es darum, dass die Chronikerin für die Bewältigung ihrer Lebenspraxis verstehen lernt, dass ihre Handlungen zur

Krankheitsbewältigung in ihrer Verantwortung liegen und die Hilfe durch Pflege sie stützt. Diese professionelle Haltung ist, wenngleich noch ungeübt, für die Pflegeberatung unverzichtbar und deshalb nicht im Vorbeigehen zu erwerben. Die „Pflegekraft als Schokolade" (Müller 2003) ist vielleicht manchmal das angestrebte Ziel. Sicher aber ist sie als „anleitende Ressource" zur Bewältigung und den mit der Krankheit verbundenen Unsicherheiten, Ängsten, Leiden und Schmerzen ebenso wertvoll, wie in humorvoll überwundenen schambesetzten Situationen oder in Handlings zu entspannenden Körperbeeinflussungen.

In solchermaßen gestalteten Beziehungen ist die Förderung von Kompetenzen nicht nur die Stärke anstrebendes Empowern. Das „Schwachseindürfen" ist die andere Seite der Medaille. Stärke und ein Abrücken von einer lebenslang streng disziplinierten Lebenshaltung kann durchaus ein Schritt zu mehr Gesundheit bedeuten (vgl. Taubert 1996, S. 129 ff.) Gemeinsam entwickelte Problemlösungsstrategien gilt es deshalb auf das Wohlbefinden auszurichten.

Sinnhaftigkeit/Engagement/Bedeutsamkeit durch Wohlbefinden
Die in der Studie von Apoplektikerinnen artikulierten Bedarfe, Wünsche und Zukunftsperspektiven sind eng mit der motivationalen Bewältigungsebene verknüpft und der Hoffnung, dass Autonomie, Identität und Integration trotz schädigungsbedingter Abhängigkeit lebbar sind und das Engagement für die Krankheitsbewältigung deshalb der Mühe wert ist. Für das Wohlbefinden, das durch befriedigte Grundbedürfnisse realisiert wird, besteht ein innerer Zusammenhang zu den Möglichkeiten der Umsetzung motivationaler Ziele. Grawe (1998, S. 533 ff.) benennt auf der Basis von Epsteins „Cognitive-Experiential Self-Theory" und auf der Suche nach einem Wirkkomponentenmodell der psychotherapeutischen Behandlung drei Erfahrungsbereiche zum verbesserten Wohlbefinden:
- Positive Kontrollerfahrungen zur Befriedigung des Grundbedürfnisses nach Orientierung und Kontrolle. Dabei wird der Begriff der Kontrolle über Situationen hinaus verstanden als Erhalt eines möglichst großen Handlungsspielraums. Eine Ressourcenaktivierung für die angestrebten Ziele und eine weitere Entwicklung vorhandener Fähigkeiten

sind zum Erleben positiver Kontrollerfahrungen ebenso notwendig wie Transparenz und klare Struktur der Helferinnen.
- Positive Beziehungserfahrungen werden durch kompetente, empathische und aufmerksame Therapeutinnen ermöglicht. Sie bilden die Grundlage für erlebte soziale Unterstützung und Vertrauen.
- Selbstwerterhöhende Erfahrungen mildern Gefühle des Versagens, der Schmach, der Scham. Selbstwerterhöhung korreliert mit psychischer Gesundheit und ist eng an das Selbstwertgefühl gebunden. Es ist ein zentral menschliches Motiv. Durch Zuwendung, Engagement und Aufmerksamkeit können selbstwerterhöhende Erfahrungen ermöglicht werden.

Die aufgezeigten Erfahrungsbereiche korrelieren eng mit den Ergebnissen eines gelingenden Empowermentprozesses durch Pflegende, wie er in Kapitel fünf aufgezeigt wird.

Für die gesundheitsfördernde Pflegeberatung, aber auch das pflegerische Handeln im Rahmen des Pflegeprozesses, sind die Prozesse so zu gestalten, dass die persönlichen Kompetenzen des Menschen mit chronischer Krankheit und die seiner Angehörigen gestärkt und Wohlbefinden gefördert werden.

Brieskorn-Zinke (2003, S. 69 ff.) benennt auf der Basis des salutogenetischen Modells folgende pflegerische Handlungsfelder und Strategien:

Ebene der Körperwahrnehmung	Sensibilisierung der Körperwahrnehmung
Psychisch-emotionale Ebene	Unterstützung zur Bewältigung kritischer Lebenssituationen

Kognitive Ebene	Aneignung von Krankheitswissen und Fähigkeit gezielter Hilfenahme
Psychosoziale Ebene	Förderung sozialer Kompetenz für das Geben und Nehmen von Hilfe
Ebene der Fertigkeiten	Vermitteln von Verhaltensweisen und Handlings

Abb. 9: Erlebensebenen und pflegerische Gesundheitsförderung
Quelle: Zusammenstellung nach Brieskorn-Zinke 2003, S. 69 ff.

Als Interventionsstrategien zur Kompetenzförderung skizziert sie die Tätigkeiten der Anleitung und Schulung, der Gesundheitsbildung, der Information, Aufklärung und Beratung. Alle aufgeführten Strategien sind zur Kompetenzförderung geeignet. Sie bedürfen aber zur Klärung ihres Stellenwerts und ihrer Bedeutung eines theoretischen Begründungszusammenhangs und einer Systematisierung. Salutogenetische Pflegeberatung für chronisch Kranke und ihre Angehörigen im hier vertretenen Sinne verbindet die Konzepte der Pflege- und Krankheitsverlaufkurve mit der Salutogenese. Beide Konzepte bilden, wie nachfolgend deutlich wird, auf der Folie der integrativen Beratung das professionelle Beratungsverständnis.

2.3 Pflegeberatung auf Basis des integrativen Beratungskonzepts

Die im bisherigen Pflegealltag meist eher zufällig durchgeführte Pflegeberatung bedarf zu ihrer Systematisierung neben der Pflege- und Krankheitsverlaufkurve vor dem Hintergrund salutogenetischer Orientierung eines Beratungskonzepts, das mehrere Erfahrungsdimensionen zusammenführt. Chronische Erkrankungen zeichnen sich ja gerade durch ein die gesamte Familie oder Bezugsgruppe erfassendes, komplexes Krankheitsgeschehen aus. Wie Corbin und Strauss zeigen konnten, verläuft die chronische Erkrankung in Phasen und der Verlauf ist wesentlich von der unterstützenden Haltung der

Bezugspersonen abhängig. Die krankheitsspezifische Tätigkeit der Chronikerin zur Bewältigung der Erkrankung und die ihrer Unterstützer sind durch verschiedene Arbeitstypen klassifiziert. Pflegeberatung muss dieser Mehrdimensionalität gerecht werden.

2.3.1 Integratives Beratungsmodell nach Sander

Mit dem integrativen Beratungskonzept für eine personenbezogene Beratung hat Sander (1999) ein Modell vorgelegt, welches drei Problemerfahrungsfelder miteinander vereint und diesen beratende Lösungsangebote zuordnet. Die drei Erfahrungsfelder, in denen Probleme entstehen können, beziehen sich auf die

- Lebenswelterfahrung mit ihren sachlich-materiellen Aspekten,
- Beziehungserfahrung mit den Bezugspersonen und signifikant Anderen sowie
- Selbsterfahrung und Reflexion des eigenen Erlebens.

Den das gesamte Leben umfassenden Problemerfahrungsfeldern ordnet er wiederum drei Beratungsangebote zur Lösung oder Bewältigung des Problems zu. Diese sind

- Information und Orientierung zur Aneignung von Wissen, Sachverhalten und als Handlungsgrundlage,
- Deutung und Klärung zum Ordnen von Erlebtem, Erfahrungen, Unbekanntem, möglichen Zusammenhängen, Einstellungen und
- Handlung und Bewältigung zum Kompetenzerwerb, Handlungserprobung, Übungen etc.

Die Problemerfahrungsfelder und Lösungsangebote bringt Sander durch neun Typen in ein weiteres Ordnungssystem und ermöglicht auf diese Weise eine Systematisierung der Beratung. Er verspricht sich von der Typfestlegung eine erleichterte Beratungsdokumentation, transparentere Beratungsprozesse, stärker abgestimmte Klientinnenerwartung mit dem Beratungsangebot. Darüber hinaus eignet sich das Modell nach seinen Erfahrungen zur Qualifizierung von Beraterinnen.

	Problem-Erfahrungsfelder		
Lösungs-angebote	Lebenswelt-erfahrung	Beziehungs-erfahrung	Selbst erfahrung
Information und Orientierung	Typ 1 Sachberatung in den Gebieten Beruf, Arbeit, Recht, Verwaltung, Institutionen, Gesundheit usw.	Typ 2 Ehevorbereitungsberatung, Sexualberatung, klassische Erziehungsberatung usw.	Typ 3 Berufsberatung, Begabungsberatung, diagnostische Beratung, Gesundheitsberatung, Eignungsberatung
Deutung und Klärung	Typ 4 Klärende und überschaubar machende Beratung in Verwaltung, Politik, Gemeinwesen, Wirtschaft usw.	Typ 5 Paarberatung, Familienberatung, Personalberatung, Organisationsberatung, Institutionsberatung usw.	Typ 6 Psychotherapeutische Beratung, Krisenberatung, Sterbeberatung, Selbstklärung, existenzielle Beratung
Handlung und Bewältigung	Typ 7 Schuldnerberatung, Beratung über den effektiven Umgang mit Institutionen, Behörden, Verwaltungen usw.	Typ 8 Mediationsberatung, Trennungsberatung, lösungsorientierte Familienberatung, Verhaltensmodifikation bei Paaren und Familien	Typ 9 Gesundheitsberatung, Stressberatung, Mediationstechniken, Verhaltensmodifikation bei seelischen und körperlichen Störungen

Abb. 10: Problemerfahrungsfelder und Lösungsangebote der integrativen Beratung
Quelle: Sander 1999, S. 36

2.3.2 Bedeutung des integrativen Beratungsmodells für Pflegehandeln und Pflegeberatung

Während die integrative Beratung mit ihrer Typologie als Ordnungsschema angewandt werden kann, basiert der Beratungsprozess bei Sander auf der humanistischen Psychologie nach Rogers. Das Selbstkonzept und das tendenzielle Bedürfnis nach Selbstverwirklichung erfordern ein von Rogers entwickeltes klientinnenzentriertes Beziehungskonzept, welches durch empathisches Verstehen, Akzeptanz und Kongruenz gekennzeichnet ist (vgl. Rogers 1972, 2002). In der psychosozialen Beratung hat dieser klientinnenzentrierte Ansatz eine ausgesprochen weite Verbreitung für die Beziehungsgestaltung gefunden. Sie wird zunehmend auch als pflegerische Beratungskompetenz gesehen (vgl. Schneider 2005, S. 404; Emmrich/Hotze/Moers 2006).

Inwieweit die klientinnenzentrierte Beratung im Pflegeprozess jedoch umgesetzt und angewandt werden kann, ist nicht zuletzt von den für die Beratung vorhandenen Rahmenbedingungen abhängig. Darüber hinaus ist noch ungeklärt, ob die klientinnenzentrierte Gesprächsführung für den Kontext und die Zielsetzung der Pflegeberatung überhaupt die angemessene Methode darstellen kann. Selbst bei günstigen strukturellen Bedingungen in der pflegerischen Versorgung ist die Körpernähe prioritär. Bischoff-Wanner greift in ihren theoretischen Ausführungen zur Empathie in der Pflege (2002) den körperlichen Zugang der Pflegekräfte auf und schreibt, dass

„Pflegende ihr empathisches Verstehen – anders als in der Psychotherapie – weniger verbal mitteilen, als non-verbal durch Blick, Stimme, Lächeln, vor allem aber auch auf der Körperebene ausdrücken, durch Berührung, Körperhaltung, sitzen auf dem Niveau des Patienten usw. ... Dieser Hinweis auf das Nonverbale und den Körperbezug von Empathie in der Pflege, die beide auch empirisch belegt sind, verweist auf die Besonderheit pflegerischer Interaktion, nämlich auf die Gleichzeitigkeit von körperlicher Handlung und verbaler/nonverbaler Kommunikation unter Einsatz des eigenen Ausdrucksverhaltens und Körpers. Dies unterscheidet die pflegerische Beziehung von anderen helfenden Beziehungen (Psychotherapie, Sozialarbeit, Seelsorge), kommt auch bei der Empathie zum Ausdruck und stellt einen pflegespezifischen Aspekt der Empathie dar" (Bischoff-Wanner 2002, S. 246).

Pflegeberatung im Pflegeprozess muss diese Besonderheit im höheren Maße als bisher berücksichtigen, da wesentliche Aufgabenfelder zukünftig von Interaktionen geprägt sein werden, welche die Förderung der Pflegebedürftigen und ihrer Bezugspersonen unter verschiedenen Aspekten fokussiert.

Grundsätzlich ist Beratung freiwillig, auch dann, wenn sie von Seiten der Expertinnen angeregt wird. Das bedeutet, die Klientin als auch die Beraterin finden zu einem als Beratung ausgewiesenen Gespräch für einen bestimmten Zeitraum zusammen. In diesem Fall spricht Nestmann von der formalisierten Beratungssituation. Er unterscheidet drei Formalisierungsgrade der Beratung, die auch in der Pflegeberatung durch ihre sinnvolle Unterteilung anzuwenden sind:

Formalisierungsgrade	Merkmale des Beratungsprozesses
Informeller, alltäglicher Beratungsprozess	Alltägliche Interaktionen, kaum Standardisierung für Situation, Setting, spezifische Handlungs- und Kommunikationsstrategien
Halbformalisierter Beratungsprozess	Beratung ist Element der professionellen Interaktion wie beispielsweise als Bestandteil des Pflegeprozesses
Formalisierter Beratungsprozess	Professionelles, theoriegeleitetes Beratungsangebot mit methodischer und fachlicher Beratungslegitimation wie beispielsweise durch das hier vertretene Pflegeberatungskonzept

Abb. 11: Konfiguration von Beratungsprozessen
Quelle: Eigene Zusammenstellung nach Nestmann 2004, S. 548 ff

Pflegehandeln im Rahmen des Pflegeprozesses hat im Pflegealltag seinen Bezugspunkt prioritär über die Pflegebedürftigkeit durch Erkrankung, Behinderung oder Altersgebrechlichkeit. Sein Ziel ist es, durch gezielte pflegerische Interventionen Gesundheit zu fördern, Krankheit zu verhüten, Gesundheit wieder herzustellen, Leiden zu lindern und dabei die Achtung vor dem Leben und der Würde des Menschen zu sichern. Diese vom Weltbund des International Council of Nurses (ICN) im Ethik-Kodex für Pflegende bereits 1953 festgelegten Aufgaben für professionell Pflegende zeigen den Focus pflegerischer Tätigkeit und den Zugang für die Pflegeberatung.

Während die psychosoziale Beratung vorrangig eine Problembewältigung unterstützt, die aus dem Bereich der psychischen oder sozialen Erlebenswelt kommt, verweist Koch-Straube (2001) auf den besonderen Zugang zum Menschen im pflegerischen Handeln. Sie macht deutlich, dass

„(...) im Kontakt zwischen Pflegenden und Gepflegten, in dem eben nicht Materie behandelt wird, sondern in dem zwei Menschen sich berühren mit ihren einzigartigen Erfahrungen und Zukunftsvisionen"

(...) gerade die Andersartigkeit der pflegerischen Beratung liegt. Eine leiborientierte Beratung aufgrund eines holistischen Verständnisses sieht sie geboten

„(...) aus dem Kontakt zum Leib des Menschen in einer existentiell bedeutsamen Problem- oder Krisensituation" (Koch-Straube 2001, S. 76).

Es geht also gerade nicht darum, die Pflegebedürftigen, wie die sozialrechtliche Definition der Pflegebedürftigkeit nahe legt (vgl. Bartholomeyczik 2004), auf ihre Körperlichkeit zu reduzieren, ihre Mängel in der Alltagsbewältigung zu kompensieren und über Beratung sozialinstrumentell zu steuern. Vielmehr wird die Notwendigkeit zur Beratung hier aus der Begegnung abgeleitet; einer Begegnung zwischen „Leib-Geist-Seele-Subjekten".

„Mit der Berührung des Leibes erreichen wir den Menschen in vielfältiger Weise, wecken Erinnerungen oder Hoffnungen oder Ängste ... Wir tasten Vorstellungen über das Leben, über die Welt an" (Koch-Straube 2001, S. 74).

Beratung wird bei Koch-Straube somit „integraler Bestandteil der professionellen Pflege" (S. 76), die immer auch Alltagsbewältigung ist.

„Der Kontakt auf der Ebene praktischer Hilfeleistungen erleichtert den Zugang zur Unterstützung im psychosozialen Bereich, wie z.B. die Verarbeitung von Krankheit, die Schwierigkeiten im sozialen Umfeld, der Veränderung des Selbstbildes, der Zukunftsängste" (Koch-Straube 2001, S.77).

Ähnlich wie auch bei Corbin/Strauss (1998), Schaeffer/Moers (2003) und anderen wird pflegerisches Handeln bei chronisch Kranken stark an die unterstützende Leistung zur Krankheitsbewältigung gebunden, und pflegewissenschaftliche Studien zum subjektiven Erleben ermöglichen zunehmend eine bedürfnis- und bedarfsgerechtere Hilfestellung. Halbformalisierte oder formalisierte Pflegeberatung kann durch gezielte Information und Orientierung, durch Deutung und Klärung und nicht zuletzt durch unterstützende Handlungserprobungen und Übungen den Bewältigungsprozess begleitend fördern und die Gesundheit von Chronikerinnen und ihren pflegenden Angehörigen ermöglichen helfen. Dass in der Haltung der Beraterinnen ein „leiborientiertes Verständnis" den empathischen Dialog erleichtert, wird in einer Auffassung von Keil, die Pflege als „Kunst" für den leidenden Körper des kranken Menschen bezeichnet, deutlich:

„Die Kunst des Heilens wie der Pflege besteht in der schwierigen Aufgabe, sich dem leidenden Menschen in einer Weise körperlich zuzuwenden, die dialogisch ist. In der wirklichen Hinwendung fokussieren wir die Aufmerksamkeit grundsätzlich auf den ganzen Menschen, selbst wenn in manchen akuten Fällen die Verletzung und Krankheit unsere ganze äußere Konzentration verlangt. Zeit für einen menschlichen Blick bleibt immer. Einem Herzinfarkt, einer inneren Blutung, einem Brustkrebs können wir uns nicht direkt zuwenden, sondern müssen das immer über den kranken Menschen tun, der die Krankheit hat, erleidet, erduldet, durchsteht, überdeckt oder nur noch diese Krankheit ist" (Keil 1996, S. 100).

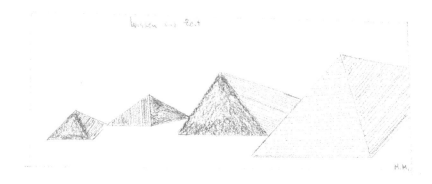

3. Beratung im Pflegeprozess

Das von Corbin/Strauss auf der Basis ihrer Studien entwickelte Pflegemodell ist Ergebnis ihrer mehr als 30jährigen Forschung zum Erleben und Bewältigen chronischer Krankheit. Das Hauptkonzept des Modells ist die oben beschriebene Pflege- und Krankheitsverlaufskurve. Ziel der Pflege ist es, die Pflege- und Krankheitsverlaufskurve so zu beeinflussen, dass ein hohes Maß an Lebensqualität erreicht und erhalten werden kann (vgl. Robinson u.a. 1993, S. 255). Anhand des nachfolgenden Pflegemodells soll verdeutlicht werden, dass Beratung im Pflegeprozess kontinuierlich eine Rolle spielt. Diese Tätigkeit ist jedoch Pflegenden häufig nicht bewusst. Sie wird deshalb nicht als Pflegeberatung dokumentiert und ist folglich nicht als professionelles Pflegehandeln erkennbar.

Die Pflegeberatung im Pflegeprozess lässt sich der halbformalisierten Beratung zuordnen und ist damit von der formalisierten Beratung abgegrenzt. Als formalisierte Beratung findet die Pflegeberatung zu einem bestimmten Zeitpunkt statt und ist eine als Beratung ausgewiesene pflegerische Tätigkeit. Der Pflegeprozess besteht aus fünf Phasen:
1. Assessment der Patientinnen und der Familien und Formulierung von Zielen und Einschätzung der Kontextbedingungen, die die Pflege- und Krankheitsverlaufskurve beeinflussen,
2. Einschätzung der die Pflege- und Krankheitsverlaufskurve bestimmenden Kontextbedingungen,
3. Formulierung der Interventionsschwerpunkte,
4. Durchführen der Interventionen sowie
5. Evaluation der Effektivität der Interventionen (vgl. Robinson u.a. 1993; Corbin/Strauss 1998, S. 1 ff.).

Im Folgenden sollen die einzelnen Schritte des Pflegeprozesses am Beispiel einer instabilen Phase dargestellt werden. Anhand eines Fallbeispiels wird anschließend die Gestaltung des Pflegeprozesses, in den die Beratung - beginnend mit dem Assessment - eingebettet ist, verdeutlicht. Für den Bereich der kultursensiblen Altenpflege liegt bereits ein entwickeltes Assessment durch Hellige vor (vgl. BMFSFJ 2006). Bei der Gestaltung des Pflegeprozesses und der darin enthaltenen Beratungsanteile ist es unabdingbar, in jeder Phase der Krankheitsverlaufskurve ein Reassessment durchzuführen, die Kontextbedingungen in Hinblick auf die ggf. anstehenden veränderten Erfordernisse zu überdenken und dementsprechend die Interventionen neu auszuhandeln. Die einzelnen Schritte des Pflegeprozesses werden nachfolgend auf der Basis der Pflege- und Krankheitsverlaufskurve entwickelt und abschließend anhand eines Fallbeispiels bei einer Patientin mit Diabetes Mellitus für die instabile Phase angewandt.

1. Phase: Assessment mit Zielformulierung

Das Assessment umfasst die Auswirkungen der Erkrankung auf die Biografie, die Aktivitäten zur Alltagsbewältigung, die Symptomkontrolle, das zu planende Verlaufskurvenmanagement und die Verlaufskurvenvorstellungen.

a) Biografie:

Hier sind einerseits die Veränderungen, die zu der instabilen Phase führten zu erfassen, wie beispielsweise Stress, Verluste, neue Symptome, ein Schub, riskantes Verhalten. Andererseits sollten auch die Vorerfahrungen der Betroffenen und der Familien zum Umgang mit Krankheiten allgemein und speziell zur jetzigen Erkrankung bzw. dem Umgang mit instabilen Phasen thematisiert und bei künftigen Interventionen berücksichtigt werden. Dazu gehören auch das bisherige Verhalten und die Einstellung zur Krankheit und zum Umgang mit Krisensituationen bzw. Änderungen in der Pflege- und Krankheitsverlaufskurve. Das Wissen der Betroffenen und der Familien und ihre Fähigkeiten im Umgang mit dem bisherigen Pflege- und Behandlungsplan und möglicherweise anstehenden Modifizierungen sind in besonderer Weise in die Planung einzubeziehen.

b) Aktivitäten zur Alltagsbewältigung

Die Fähigkeiten zur Durchführung der Alltaganforderungen sollten im Gespräch präzise erhoben werden, da hier ein wesentlicher Unterstützungsbedarf zu erwarten ist. Dazu gehören ebenso die Arrangements und Adaptionsleistungen, die bisher zur Alltagsbewältigung geleistet wurden. Die Auswirkungen des vorhandenen Pflege- und Behandlungsplans auf die Alltagsaktivitäten sind dabei zu antizipieren.

c) **Krankheit:**
Im Assessment sind die Veränderungen im Pflege- und Krankheitsverlauf hinsichtlich der Symptomatik und des Einleitens eines spezifischen Assessments der Symptome zu erheben sowie weitere Faktoren, die zur instabilen Phase beitragen (Altersprozess, weitere Krankheitsverlaufskurven).

d) **Verlaufskurvenvorstellungen**
Die Bedeutung und Vorstellungen der Betroffenen und ihrer Angehörigen über den Verlauf der Krankheitsphasen nehmen großen Einfluss auf das Handeln aller Beteiligten. Deshalb ist zu betonen, dass ihnen während des Assessments ausreichend Zeit und Anregung zum Erzählen ihrer Einstellungen und Vorstellungen zu geben ist. In diesen gemeinsamen Überlegungen besteht dann auch die Möglichkeit, die Vorstellungen der Betroffenen mit denen der klinischen Expertise der Pflegekraft auszubalancieren. Beratung im Sinne von Information, Deuten, Klären findet deshalb in dieser Phase des Pflegeprozesses statt, um zu gemeinsamen Schlussfolgerungen zu kommen. Nach diesen Überlegungen können erste Zielvorstellungen entwickelt werden. Dabei ist die Aufrechterhaltung von Alltagsnormalität und Lebensqualität zielführend. Folgende Beispiele veranschaulichen mögliche Zielsetzungen:

1. Ernährungsgewohnheiten sollten so umgestellt werden, dass sie nicht als großer Verzicht wahrgenommen werden müssen, sondern als das Kennenlernen neuer, schmackhafter Rezepte, die die ganze Familie akzeptiert.
2. Man einigt sich auf das Erlernen von Entspannungstechniken, z.B. Progressive Muskelrelaxation.
3. Dem pflegenden Partner fehlen Kenntnisse der rückenschonenden Transfertechniken, und er möchte sie gerne lernen.

2. Phase: Einschätzung der Kontextbedingungen
Hier geht es um das Überprüfen der derzeitigen Kontextbedingungen, die das Krankheitsmanagement positiv wie negativ beeinflussen könnten. Dieses können technische, materielle, räumliche Ressourcen, Erfahrungen, Motivation, Pflegesetting, Lebensstil, Beziehungen, soziale Netzwerke, Interak-

tion und sonstige Umgebungsfaktoren sein. Fragen, die in diesem Zusammenhang entstehen, könnten folgende sein:
1. Wie wirken sich die räumlichen Bedingungen auf die Asthmaerkrankung aus?
2. Welche Kenntnisse und Erfahrungen hat die Familie über das Zubereiten von schmackhaften, frischen Mahlzeiten?
3. Ermöglichen die finanziellen Ressourcen das Einschalten gewünschter weiterer Unterstützungsleistungen?
4. Wodurch wird Lebensfreude und Wohlbefinden erreicht?

3. Phase: Formulierung der Interventionsschwerpunkte
In der dritten Phase werden die pflegerischen Ziele gemeinsam festgelegt und dabei ausgehandelt, welche Probleme wie zu bearbeiten sind, um die angestrebten Ziele zu erreichen. Die Ziele können in kurz- und langfristige Zielsetzungen unterteilt werden.

Auch an dieser Stelle werden in der Regel beratende Aufgaben notwendig, da die Zielsetzungen mit den vorhandenen Kontextbedingungen und den Vorstellungen der Pflegenden zur Stabilisierung der Pflege- und Krankheitsverlaufskurve abgeglichen werden müssen. Häufig sind zunächst Basisinformationen notwendig, die es den Betroffenen erst ermöglichen, realistische Zielvorstellungen zu entwickeln. Die Informationen könnten beispielsweise zur Komplexität der chronischen Krankheit, zu Unterstützungsangeboten, zu Stressentlastungstechniken, zum Schmerzmanagement notwendig werden. Im Sinne von Deuten und Klären sind die bisher als hilfreich erlebten Entlastungen zu erkunden und die Möglichkeiten zukünftigen Vorgehens zu prüfen.

4. Phase: Pflegeintervention
Im nächsten Schritt folgt die Planung und Durchführung der Interventionen. Die Schritte der Pflegeplanung wurden von Robinson u.a. (1993) operationalisiert und von uns an die Begriffe des Beratungsmodells von Sander angepasst. Statt des Begriffes der Patientenschulung benutzen wir den umfassenderen Begriff des Anleitens und Schulens. Der Begriff Beratung wird differenziert mit den Begriffen Informieren und Deuten/Klären. Diese Ope-

rationalisierung erleichtert die Strukturierung der einzelnen pflegerischen Tätigkeiten und macht vor allem die beratenden Anteile pflegerischer Arbeit sichtbar. Diese Transparenz dient sowohl der eigenen Berufsgruppe als auch anderen Professionellen und nicht zuletzt den Patientinnen und ihren Angehörigen.

a) Direkte Pflege
Hier geht es um die Planung von Interventionen, die der Körperpflege, der Mobilisation, der Nahrungsaufnahme dienen sowie behandlungspflegerischer Aspekte wie Medikamentengabe. Dabei kann unterschieden werden in:
1. Durchführen direkter Pflege, um die instabile Phase zu bewältigen (z.B. Ganzkörperwaschung, Techniken effektiver Atmung bei chronischer Dyspnoe, vorbeugende Pneumonieprophylaxe).
2. Veränderungen des vorhandenen Pflegeplanes mit den Betroffenen und den Familien absprechen, um die geänderte Symptomatik angemessen bearbeiten zu können.

b) Informieren/Deuten/Klären
Hier geht es direkt um Beratungsinterventionen zu angemessenen Bewältigungsstrategien, die eine Rückkehr in die stabile Phase ermöglichen. Nachfolgende Beispiele illustrieren das Vorgehen:
1. Information der Betroffenen und der Familien über die Ursachen und Folgen neu aufgetretener Symptome sollten in einem Reflexionsprozess unterstützt werden. Dabei ist zu beachten, welche Auswirkungen ggf. auf biografische Prozesse oder den Alltag der chronisch Kranken, der Familie oder das Beziehungsgefüge denkbar sind, um eine realistische, gegenwärtige und zukünftige Verlaufskurvenprojektion zu erreichen.
2. Im Rahmen von Biografiearbeit und der Alltagsarbeit sollte emotionale Unterstützung angeboten und mit der chronisch Kranken und den Angehörigen über Auswirkungen auf die Beziehungsgestaltung oder berufliche Ambitionen gesprochen werden. Anregungen zur Reflektion sind in der Regel notwendig und ein Vortasten, inwieweit bei den Partnern Bereitschaft vorhanden ist, weitere pflegerische Aufgaben

zu übernehmen, welche Bedeutung die Pflege für sie hat oder ob ggf. der Wunsch besteht, andere Unterstützungsmöglichkeiten einzuplanen.

c) Anleiten/Schulen
Hier geht es um die Planung von Interventionen, die den Betroffenen und Angehörigen neue oder erweiterte Fertigkeiten vermitteln sollen. Die Anleitung bzw. Schulung der Betroffenen für den Umgang mit den neuen Symptomen zur Vermeidung weiterer Gesundheitsprobleme (z.B. Infektionsprophylaxe, Inkontinenztraining) gehört beispielsweise ebenso dazu wie die Schulung im Umgang mit technischen Geräten, wie der Heimdialyse, dem Blutzuckermessgerät oder dem Lifter.

d) Überwachen
Die Interventionen zur Überwachung der Pflege- und Krankheitsverlaufskurve sind zentral, um einerseits im Sinne der Gesundheitsförderung präventiv eine negative Entwicklung der Pflege- und Krankheitsverlaufskurve zu vermeiden bzw. hinaus zu zögern. Andererseits fördern sie das Selbstmanagement im Sinne des Empowerments, das heißt die Fähigkeit, durch Körperlauschen und Selbstbeobachtung Veränderungen wahrzunehmen. In der Zusammenarbeit mit den Betroffenen sind Strategien zur Symptomüberwachung zu entwickeln und bisher bewährte Kontrollstrategien unter dem Aspekt zu prüfen, inwieweit sie geeignet sind, Anzeichen des Übergangs von der stabilen in die instabile Phase zu erkennen.

e) Arrangieren/Koordinieren
Dieser Aspekt der professionellen Pflegearbeit ist notwendig für die Arbeit an der Pflege- und Krankheitsverlaufskurve. In der Regel sind verschiedene Professionelle sowie Laienpflegerinnen eingebunden. Pflegende sollten hier wichtige Steuerungsaufgaben wahrnehmen und die Planung und Intervention dieser Steuerungstätigkeiten dokumentieren. Diese Pflegeintervention ist zwingend an beratende Funktionen geknüpft. Pflegende informieren über sinnvolle weitere Unterstützungsangebote, sie helfen beim Deuten und Klären, ob und wie weitere Unterstützungsleistungen eingeplant werden können, so dass die Alltagsnormalität so wenig wie möglich gestört wird. Sie

übernehmen ggf. die Koordination in der instabilen Phase in erhöhtem Maße, um Angehörige zu entlasten. Dabei kommt es wesentlich darauf an:
1. angemessene Unterstützungsangebote zu identifizieren wie z.B. Selbsthilfegruppen für pflegende Angehörige, wobei auch die Kontaktherstellung zu anderen professionellen Diensten notwendig werden könnte,
2. Pflegeüberleitung bei notwendiger Krankenhauseinweisung oder bei Entlassung aus dem Krankenhaus zu organisieren sowie
3. Hilfsmittelbedarf zu erkennen und zu organisieren.

5. Phase: Evaluation der Effektivität der Interventionen
Bei chronischen Krankheiten ist es oft schwierig, das angestrebte Pflegeergebnis linear mit einer Intervention in Verbindung zu bringen. Die Patientinnen und ihre Angehörigen, die Krankheit selbst oder auch parallele Verlaufskuren, Risikofaktoren, Geschlecht, Vorerfahrungen, sonstige Kontextbedingungen können angestrebte Pflegeergebnisse beeinflussen, ohne dass die beratende Pflegekraft darauf einen entscheidenden Einfluss nehmen kann. Sie selbst ist nur punktuell mit der Arbeit an der Pflege- und Krankheitsverlaufskurve beschäftigt. Die überwiegende Zeit sind die Kranken und ihre Angehörigen mit der Bewältigungsarbeit konfrontiert und diese Zeit kann von (beratenden) Pflegenden nur begrenzt beeinflusst werden. Dies macht noch einmal deutlich, wie wichtig es ist, die Ziele gemeinsam auszuhandeln und sie alltagstauglich zu gestalten, kleinschrittig zu planen, umzusetzen und laufend zu evaluieren. Oftmals ist es schon ein Erfolg, wenn sich die Chronikerinnen im Krankheitsverlauf einigermaßen stabilisieren, keine weitere Verschlechterung auftritt und die Belastungen für die pflegenden Angehörigen so zu begrenzen sind, dass eine Dekompensation vermieden werden kann. Sowohl die beratende Pflegekraft als auch die Patientinnen und ihre Angehörigen können zum Verlaufskurvenbeginn nur begrenzt antizipieren, welche Anforderungen auf die Beteiligten zukommen.

Sinnvoll ist es, im Assessment standardisierte Instrumente einzusetzen, wie z.B. zum Dekubitusrisiko, zum Sturzrisiko, zum Atemstatus oder Schmerzskalen. Wurde beispielsweise bei einer Asthmatikerin Schulungsbedarf zur adäquaten Übernahme des Selbstmanagements festgestellt, und es erfolgten

Schulungen zum Selbstmanagement bei Asthma, lässt sich messen, ob und inwieweit die Patientin die Technik des Peak-Flow beherrscht. Wurde mit einer Schulung anvisiert, dass die Patientin Symptome und Zeichen eines drohenden Asthmaanfall erkennt, kann ebenfalls erfasst werden, ob die Patientin diese Symptome und Zeichen benennen bzw. wahrnehmen kann (vgl. Hellige/Stemmer 2005, S. 181). Oft ist es jedoch so, dass verschiedene Wege ausprobiert werden müssen, um anvisierte Ziele zu erreichen. Dazu gehören die Akzeptanz von dauerhafter Hilfe, oder die Einsicht, dass bestimmte, im Beratungsgespräch angestrebte Ziele umdefiniert werden müssen. Veränderungen werden nötig, wenn beispielsweise der pflegende Partner trotz Äußerung von grenzwertiger Belastung und dem Wunsch nach ein paar selbst bestimmten Stunden in der Woche spürt, dass er noch mehr fremde Helferinnen in seiner Wohnung nicht ertragen kann und man deshalb neu überlegen muss, wie Freiräume auf anderem Wege zu schaffen sind. Pflegeberaterinnen sollten jedoch, bevor sie eine angestrebte Zielsetzung als nicht erreicht evaluieren, einen Schritt zurück machen. Es könnte sein, dass die Person in einem Übergangsprozess ist (vgl. Corbin/Strauss 1998, S. 25) und Veränderungen seelisch verarbeiten muss. Mit dieser Bewältigungsarbeit können sich ganz neue Einsichten ergeben haben, können verdrängte Aspekte aus dem Leben aufgetaucht sein, die einen „Umweg" und damit mehr Zeit benötigen.

Nachfolgend werden nun die einzelnen Phasen des Pflegeprozesses am Beispiel einer Patientin mit Diabetes Mellitus illustriert. Frau M. befindet sich in einer instabilen Phase. In den einzelnen Schritten des Pflegeprozesses wird der Beratungsbedarf im Pflegeprozess deutlich erkennbar.

Fallbeispiel Frau M: Pflegeprozess in einer instabilen Phase bei einer Patientin mit Diabetes Mellitus

1. Phase: Assessment der Patientin, ihrer Familie und die Formulierung von Zielen
Die möglichen Fragen der Pflegekraft in der Phase der Kontaktaufnahme könnten folgendermaßen lauten:
- Welche Kenntnisse hat Frau M. über die Erkrankung?

- Welche Projektionen, Phantasien über den Krankheitsverlauf existieren?
- Welche Vorerfahrungen hat sie im Umgang mit Krankheiten?
- Welches Verständnis hat sie vom Zusammenhang zwischen Lebensstil und Erkrankung?

Es stellt sich heraus, dass Frau M. ihren Vater lange pflegte, der ebenfalls an einem Diabetes Mellitus litt und an dessen Komplikationen starb. Sie ist zum Zeitpunkt des Assessments Rentnerin und lebt allein. Hinsichtlich ihrer Symptome äußert sie, dass sie an starkem Durst und erhöhten Mikationsfrequenzen litt. Nach einer Blutzuckerkontrolle wurde ihr vom Arzt Insulin verschrieben. Als Ziel wünscht sich Frau M. nicht ins Krankenhaus zu müssen. Frau M. und die Pflegekraft stimmen überein, dass es zunächst wichtig ist, den Blutzucker auf einem normalen Level zu stabilisieren.

2. Phase: Einschätzung der Kontextbedingungen
Durch Deuten und Klären der Projektionen stellt sich heraus, dass Frau M. nur über geringe Kenntnisse zum Krankheitsbild und den potenziellen Auswirkungen auf ihr Leben verfügt. Im Moment dominiert ihre generelle Angst vor Injektionen, da sie glaubt, dass diese ihren Vater „umgebracht" haben. Technisch wäre sie durchaus in der Lage, die Injektionen selbst zu setzen. Sie benötigt aber Zeit, in der sie sich mit ihren Ängsten konstruktiv auseinander setzen kann und Unterstützung, um ein anderes Verständnis zu entwickeln.

3. Phase: Formulierung der Interventionsschwerpunkte
Die Pflegekraft und Frau M. versuchen nun prioritäre Ziele gemeinsam herauszufinden. Durch Deuten und Klären wird das zurzeit bestehende zentrale Problem erarbeitet. Dabei sind die Auswirkungen der Krankheit auf den Alltag und die Biografie zu eruieren und die daraus resultieren Ziele zu vereinbaren.

Frau M. fürchtet sich vor dem Spritzen von Insulin und hat zurzeit keine Motivation, sich damit auseinander zu setzen, geschweige denn, sich selbst Insulininjektionen zu verabreichen. Sie ist jedoch bereit, ihre Ernährung anzupassen und sich über Insulin und seine Effekte informieren zu lassen.

4. Phase: Pflegeintervention
Die Pflegekraft und Frau M. einigen sich auf ein schrittweises Vorgehen. Zunächst findet eine Information und Schulung zur angepassten Ernährung und zu den Effekten von Insulin statt. Während der Schulung wird ausgehandelt, dass die Durchführung der Injektionen zunächst durch die Pflegekraft vorgenommen wird. Dieses Vorgehen soll zunächst so lange beibehalten werden, bis die Betroffene die Effekte von Insulingaben verstanden hat und ihre Ängste besser kontrollieren kann. Erst wenn sie sich selbst das Insulin injiziert und sich sicher fühlt, ist die Pflegeintervention abgeschlossen. Die Pflegekraft führt die Injektionen durch (Direkte Pflege), führt mit Frau M. ein Gespräch zu Möglichkeiten der Diät/Ernährung in ihrem Alltag (Informieren). Sie ermöglicht es der Betroffenen, ihre Trauer über den Verlust des Vaters auszudrücken (Deuten/Klären). Mit Frau M. kontrolliert sie den Blutzuckerwert (Überwachen, Schulen), rät der Betroffenen zu einer Selbsthilfegruppe und findet eine Person, die bereit ist, die Injektionsverantwortung zu übernehmen (Arrangieren/Koordinieren) (vgl. Robinson u.a. 1993).

5. Phase: Evaluation
Im Rahmen der fortlaufenden Evaluation überprüft die Pflegekraft den Kenntnisstand von Frau M. zum Symptommanagement. Frau M. äußert, sie sei sehr glücklich darüber, nun in einer Selbsthilfegruppe viele hilfreiche Informationen und die so wichtige emotionale Unterstützung zu erhalten. Sie hat ihre Ängste zunehmend abgebaut und wünscht nun, dass Insulinspritzen selbst übernehmen zu können, um unabhängiger zu sein. Abschließend besprechen Frau M. und die Pflegekraft die neugewonnene Sicherheit von Frau M. und überlegen, welche genussvollen Dinge des Lebens ihr den Diabetes versüßen können.

4. Assessment: Beratungsprobleme erkennen und einschätzen

Der pflegerische Beratungsprozess als formalisierter Beratungsprozess beginnt ebenso wie der Pflegeprozess mit der Einschätzung des Bedarfes. Für den Beratungsprozess ist dabei außerordentlich bedeutsam, dass die Beratungsbedürfnisse der Chronikerinnen und ihrer Angehörigen mit der pflegerischen Expertise in Balance gebracht werden. Keineswegs sollte deshalb die Beratung eine Ein-Weg-Beratung sein, in der die Pflegekraft den Betroffenen ausschließlich ihr Expertinnenwissen erklärt, mitteilt oder sie belehrt für ihren Umgang mit der Pflegebedürftigkeit. Dieses in der Praxis immer noch anzutreffende überholte Complianceverständnis führt nachweislich zu wenig erfolgreichem Handeln und die Betroffenen haben nur selten den Eindruck, dass ihre gesundheitlichen Probleme mit ihrer Art der Alltagsgestaltung gesehen und verstanden werden. Aus den Erfahrungen im Kontext der gesundheitlichen Aufklärung und Beratung und insbesondere auch aus der Complianceforschung selbst ist die mangelnde Kooperation der Patientinnen bei einer schlicht geforderten Einhaltung von Verfahrensregeln bekannt. Die Copingforschung hingegen weist auf die für die Bewältigung günstigen empowernden Strategien hin. Vor diesem Hintergrund wird deshalb hier von einem Assessmentverständnis in Anlehnung an Bartolomeyczik ausgegangen, welches den Grad der „(...) beeinträchtigte(n) Autonomie bei der Lebensgestaltung, die Abhängigkeit von Hilfe bei der Gestaltung des Alltags und krankheitsbedingter Erfordernisse" (Bartolomeyczik 2004, S. 14) als unverzichtbaren Ausgangspunkt für den angestrebten Prozess bestimmt. Das Konzept von Corbin/Strauss (2004) ermöglicht diese alltagsorientierte und selbstbestimmte Vorgehensweise. Im hier vertretenen Assessment sind die erfassten Beeinträchtigungen fokussiert auf

- die biografischen Auswirkungen der Krankheit (Selbst- und Körperkonzept, biografische Zeit), auf Betroffene und Angehörigen und den Alltag sowie
- die sich aus der Krankheit ergebenden Konsequenzen für die Beziehungsgestaltung in der Familie, im Freundeskreis, im Umgang mit Professionellen etc. (vgl. Corbin/Strauss 2004).

Sie werden für den Beratungsprozess durch salutogenetische Ziele ergänzt.

Neben der Bedürfnislage der Patientinnen und ihrer Angehörigen fließen in den eingeschätzten Beratungsbedarf noch eine Reihe weiterer Kontexte ein und bestimmen quasi oft unbemerkt das Assessment mit. Das sind zum einen die Pflegephilosophie, das Pflegeleitbild, die pflegetheoretischen Grundlagen und nicht zuletzt durch Erfahrungswissen erreichte Kompetenzen. Zum anderen bilden die gesundheitspolitischen Rahmenbedingungen, der gesellschaftliche Diskurs über Gesundheit, Krankheit, der Entwicklungsstand der Profession Pflege den Wahrnehmungshorizont der Pflegeberaterinnen. Die sich hieraus ableitenden Vorstellungen über Gesundheitsprobleme und deren Bewältigung beeinflussen Pflegende und Patientinnen in Bezug auf ihre Wahrnehmung und Interpretation der Krankheitsätiologien, der Behandlungs- und Pflegetechniken, der Rolle der Professionellen, der Familie, der Bewältigungsfähigkeiten (Kontrollattributionen, Kausalattributionen).

In Deutschland wird regelmäßig bei der Nachfrage zu Instrumenten des Pflegeassessments auf die Aktivitäten des täglichen Lebens (ATL) nach Roper u.a. (1993) oder die Aktivitäten und existenzielle Erfahrungen des Lebens (AEDL) nach Krohwinkel (1993) hingewiesen. Seltener noch werden die Selbstpflege- oder Selbstfürsorgeerfordernisse nach Orem (2001) benannt. Die theoretischen Grundlagen dieser Modelle sind dabei vielfach nicht bekannt. Ohne diesen Kontext reduziert sich das Assessment meist zwangläufig auf eine Defizitabfrage und bleibt vielfach für den weiteren Prozess auch defizitorientiert. Bartholomeyczik (2004) kritisiert diese verkürzte Sichtweise und betont, dass eine sinnvolle Anwendung dieser Modelle die Verknüpfung der Kategorien voraussetzt. Im eher zusammenhangslosen Abfragen der „Aktivitäten des täglichen Lebens" werden die Patientinnen zwar für die standardisierte Erfassung „aufgeschlossen" und ihre Probleme quantitativ erfasst. Eine solche Aufschlüsselung ist bei einer Datenerfassung sinnvoll, die auf eine schnelle Feststellung für ein einzuleitendes Entlassungsmanagement abzielt, wie mit dem BRASS-Index (vgl. Engeln 2006). Adäquat ist die quantitative Datenerfassung beispielsweise auch bei der Pflege- und Gesundheitsberichterstattung, beim Minimumdatenset zur Personalbemessung, der retrospektiven Feststellung zur Entwicklung von

Pflegephänomenen und dem daraus sich prospektiv ergebenden Qualifizierungsbedarf.

Aber erst durch die Kombination von Narrationen und systematischem (quantitativem) Erfassen
- der physiologischen Phänomene im Krankheitsverlauf und der Phasen (Krankheitszeichen, Symptome),
- der Bedingungen, die die Krankheitsarbeit beeinflussen, wie die psychologischen und sozialen Phänomene der Krankheit und die Bewältigungsmuster (Wissen, Reflexionsfähigkeit, Biografie, Beziehungsmuster, soziale Netze, materielle Ressourcen),
- der Kommunikationsstrukturen, der Sicherheitsbedürfnisse, des Familienkontextes und
- des Einflusses des Gesundheitssystems auf Wahrnehmung und Bewältigung von Krankheit

lassen sich pflegerelevante Diagnosen und Interventionen ableiten und Pflegeergebnisse formulieren, die dann wiederum standardisiert erfasst werden können (z.B. NANDA, NIC, NOC oder ICNP) (vgl. Mangan u.a. 1999, S. 107).

Für den hier entwickelten pflegerischen Beratungsansatz ist die radikale Patientinnen- und Angehörigenperspektive grundlegend. Dennoch muss auch für diesen Ansatz festgestellt werden, dass die Spielräume dessen, was erfasst und wie es erfasst wird, weit sind und nicht vollständig operationalisiert. Das hat den Vorteil der Variabilität. So kann dieser Beratungsansatz mit anderen Modellen kombiniert werden. Bei der Pflegeberatung von Migrantinnen kann das Modell der Individualpflege von Zielke-Nadkarni (2003) hinzu gezogen werden. Beispiele für ein solches Vorgehen sind im Handbuch für eine kultursensible Altenpflegeausbildung dargestellt (http://www.bmfsfj.de/Kategorien/Publikationen/Publikationsliste,did=8075 4.html). Möglich wäre auch eine Orientierung an den Assessmentfragen des von Wright und Leahey (2000) entwickelten Familienassessmentmodells und Familieninterventionsmodells.

Grundsätzlich gilt für die Pflegeberatung, dass nur ein ausführliches Assessment den Beratungsbedarf ermittelt. Natürlich können dabei qualitative und quantitative Instrumente (z.B. Schmerz-Skalen) kombiniert werden. Basis ist jedoch das Narrative zulassende Gespräch, in dem die Beraterin mit „gleichschwebender Aufmerksamkeit" zuhört. Sie ist sich ihrer Projektionen und Vorurteile bewusst und nimmt alles Erzählte wichtig, um nicht von vornherein ihren Wahrnehmungshorizont einzuschränken.

Ein Assessment wird meist nicht in einem, sondern in mehreren Gesprächen durchgeführt und ist erst mit dem Ende der pflegerischen Beratungsbeziehung abgeschlossen. Dies gilt insbesondere für die Zusammenarbeit mit Menschen, die eine oder mehrere chronische Krankheitsverlaufskurven aufweisen und deren Angehörige, die immer von den Auswirkungen der Krankheit mit betroffen sind.

Im Erstgespräch, dem Kennen lernen, sollte immer dem Vertrauensaufbau besondere Priorität eingeräumt werden. Diese Erstgespräche sollten sich daher eher an den Regeln einer Alltagskommunikation orientieren und nicht an einem starren Abfragen von ATLs. Dabei kann davon ausgegangen werden, dass die „Mehr"-Zeit, die die Pflegeberaterin bei einer beginnenden Beratungsbeziehung einsetzt, eine lohnende Investition ist, da der vertrauensvolle Beziehungsaufbau die Basis für eine an der Lebenswelt der Betroffenen orientierte Beratung bildet.

Menschen zu begleiten oder ihnen zu helfen wieder Normalität auf neuem Niveau zu leben, heißt zunächst, zu erfahren, was durch einen Alterungsprozess oder eine Krankheit von der Alltagsnormalität, der Lebensplanungen abgeschnitten worden ist. Es ist notwendig zu verstehen,
- welche Bedeutung das Verlorengegangene für die Betroffenen in der Vergangenheit, Gegenwart und Zukunft hat und
- welche Konsequenzen dieser Verlust für das soziale Umfeld wie die Angehörigen etc. hat.

Für den Beratungsprozess müssen Pflegende etwas über das Selbstbild der Betroffenen erfahren, sie müssen biografische Prozesse erfassen und insbesondere den Alltag der Menschen kennen lernen, um sie durch gezielte Informationen und Beratung unterstützen zu können.

4.1 Fragen und Narration

Im Pflegeprozess können beratungsrelevante Phänomene oftmals in nicht zu stark formalisierten Gesprächen „entdeckt" werden. Oft genügt es zunächst zuzuhören und die Angehörigen oder die Betroffenen ihre Geschichten erzählen zu lassen. Auch im formalisierten Beratungsgespräch ist es wichtig, auf eine Kategorienabfrage zu verzichten und eher durch Impulsfragen zu Erzählungen anzuregen.

Basis dieser Vorgehensweise ist die Bedeutung des Erzählens als Alltagshandlung. Erzählungen stellen Erlebnisse dar, sie rechtfertigen oder begründen diese. Sie sind somit immer auch Handlungen, da die Betroffenen in der Gegenwart das Zurückliegende, das Vergangene noch einmal durchlaufen. Die Zuhörer bewirken durch Anteilnahme bei den Betroffenen eine Rekonstruktion von Biografie und Alltagserleben. Hierdurch wird das Selbst irritiert, präsentiert und wieder hergestellt. Erzählen hat nach Lucius-Höhne (1998) eine dreifache therapeutische Funktion: Es hilft der Kohärenzbildung, d.h. Sinnhaftigkeit, Kontinuität und Zukunftsperspektive werden im Erzählen hergestellt und Widerstandspotenziale gegen den Sog der medizinischen Fallgeschichte entwickelt. Auf diese Weise wird bereits im Erzählen eine Form der Bewältigung praktiziert. Vor dem Hintergrund der Salutogenese sollte die Pflegeberatung dem Erzählen, als einer Möglichkeit die eigene Krankheit und die mit ihr erfahrenen Einschränkungen und Ressourcen zu verstehen, unbedingt Raum verschaffen.

Narrationen und Zuhören sind nach Wright und Leahey (2000) immer auch als Intervention zu verstehen. Dieses Verständnis trägt dazu bei, den Zeitdruck, dem Pflegende sich ausgesetzt fühlen, zu überdenken und Prioritäten neu zu setzen. Das von Wright und Leahey entwickelte „Calgary Assessment und Interventionsmodell" basiert auf systemischen, kybernetischen, interaktionistischen und Changetheorien. Sie gehen davon aus, dass es nicht möglich ist, die Auswirkungen aller Interventionen zu antizipieren oder das Outcome von Veränderungen vorherzusagen.

Fragen, insbesondere zirkuläre Fragen haben die Aufgabe, das Verständnis zu eruieren, das Menschen von anderen Menschen in Bezug auf Erwartungen, Probleme, Hoffnungen, Wünsche, Werte, Emotionen etc. haben. Die Autorinnen gehen davon aus, dass das zirkuläre Fragen dazu führt, Reflektionen beim Gegenüber auszulösen und hierdurch neue Deutungsmuster oder Perspektiven entwickelt werden. Deshalb ist für sie jedes Assessment immer auch Intervention, da durch das Fragen der Pflegeberaterin und das Erzählen der Betroffenen Bewältigung praktiziert wird. Durch das Erzählen von Situationen, Geschichten, Ereignissen, Vorkommnissen aus der Vergangenheit und Gegenwart können neue Verknüpfungen hergestellt, neue Einsichten ermöglicht werden. Zirkuläres Fragen, entstanden aus den Forschungsmethoden der systemischen Familientherapie der Mailänder Gruppe um Mara Selvini Palazzoli, wird auch im Gegensatz zum linearen Fragen als ein „Fragen um die Ecke" bezeichnet. Damit ist eine Fragehaltung gemeint, die sich auf Sichtweisen und Vermutungen über die Beziehung zu und über Familienmitglieder bezieht. So könnte eine zirkuläre Frage in der Pflegeberatung lauten: „Was glauben Sie, wie sich ihre Pflegebedürftigkeit auf die Ehe ihrer pflegenden Schwiegertochter auswirkt?" Grundlegend ist dabei die Annahme, dass Äußerungen eines Familienmitglieds in Beziehung zu allen Systemmitgliedern stehen und eine bestimmte (System) Bedeutung haben. Bereits durch die Art der Frage besteht im Einzel- oder Gruppengespräch die Möglichkeit zur Erkenntnis. Gruppengespräche mit beispielsweise drei Familienmitgliedern haben den Vorteil, das Familienwissen, welches in der Regel nicht besprochen wird, als kommuniziertes Wissen bearbeitbar zu machen. Die Fragen sollten selbstverständlich immer einer umsichtigen personen- und situationsorientierten Fragehaltung entsprechen.

Bebenburg (2006) unterscheidet hypothetische und zirkuläre Fragen. Der systemische Familientherapeut bezeichnet die hypothetischen Fragen als „einmal ums Eck gefragt" und die zirkulären Fragen als „zweimal ums Eck gefragt". Hypothetische Fragen beziehen sich auf die Vermutungen eines Familienmitglieds zum Verhalten und der Beziehung zu einem anderen Familienmitglied. Zirkuläre Fragen beziehen sich auf Vermutungen über die Vermutung anderer Familienmitglieder. Nachfolgend werden die Fragearten mit Beispielen erläutert.

Hypothetische Fragen („einmal ums Eck gefragt")

Fragen nach Beziehungen	• Wie nehmen Sie die Beziehung zwischen Ihrem Sohn und Ihrer Schwiegertochter wahr? • Was meinen Sie, warum Ihre Tochter Sie pflegt? • Wer macht sich mehr Sorgen um Sie?
Fragen nach Unterschieden und Übereinstimmungen in Einstellungen und Verhalten	• Wem ist es schnell unangenehm, wenn …? • Wie kommt die neue Pflegekraft in der Familie an? • Wie kann an den Wochenenden die Versorgung sichergestellt werden? Welche Vorstellungen gibt es dazu bei Ihrem Mann? • Welche Wünsche/Ängste gibt es für die Zeit nach dem Krankenhausaufenthalt bei Ihren Kindern?
Fragen nach Verhaltens- und Kommunikationsmustern	• Wenn Ihre Mutter krank wird, wie verhält sich dann Ihr Vater? • Wer ist für Sie besonders hilfreich? • Mit wem besprechen Sie Ihre Sorgen?
Fragen der Zeitorientierung: Vergangenheit, Gegenwart, Zukunft	• Wie ist Ihre Frau bei früheren Krankheiten in der Familie vorgegangen? • Was meinen Sie, wie Ihre Frau zu Ihrer Krankheit steht? • Was glauben Sie, wie Ihre Frau mit einer länger dauernden Pflege umgeht?

Abb. 12: Hypothetische Fragen und Fragebeispiele
Quelle: Eigene Zusammenstellung in Anlehnung an von Bebenburg 2006, S. 344

Zirkuläre Fragen („zweimal ums Eck gefragt")

Fragen nach den Vorstellungen der Systemmitglieder (Wirklichkeitskonstruktionen)	• Was glauben Sie, wie erklärt sich das Verhalten Ihrer Mutter? • Was meinen Sie, ist der Hintergrund für das Handeln der Pflegekraft? • Haben Sie eine Idee, was Ihr Sohn zum Verhalten Ihres Hausarztes annimmt? • Was vermuten Sie, warum Ihr Vater einen ambulanten Pflegedienst strikt ablehnt? • Was denken Sie, wie die Pflegekraft vom ambulanten Dienst Ihre Pflegebedürftigkeit einschätzen wird? • Was glauben Sie, in welcher Weise Ihr Mann meint, Ihr Wohlbefinden zu unterstützen?
Klassifikationsfragen	• Wer leidet mehr unter der häuslichen Situation? • Wer ist mit der Pflegeübernahme durch den Pflegedienst am meisten zufrieden? • Welche Ihrer Familienmitglieder glauben an eine verbesserte Situation durch die neue Therapie?

Abb. 13: Fragearten mit Fragebeispielen
Quelle: Eigene Zusammenstellung in Anlehnung an von Bebenburg 2006, S. 342 ff.

Wright und Leahey wählen eine ähnliche, aber doch verschiedene Unterscheidung von Fragen. Sie trennen die linearen von den zirkulären Fragen. Lineares Fragen ist nach ihrer Ansicht sinnvoll bei der Erhebung von soziodemografischen Daten, der Familienstruktur oder bei Krankheitszeichen. Zirkuläre Fragen hingegen sind beim Verstehen von Problemen indiziert. Die Autorinnen unterscheiden vier Arten des zirkulären Fragens: Differenzierungsfragen, Verhaltensfragen, hypothetische Fragen, triadische Fragen. Diese Fragearten werden im Modell für das grundlegende Assessment als auch für die Intervention genutzt.

Wright und Leahey sehen dabei Interventionsmöglichkeiten auf drei Ebenen, der kognitiven, der affektiven und der Verhaltensebene. Damit kommen sie den von Sander formulierten Problemfeldern nahe. In der nachfolgenden Tabelle sind Fragebeispiele für den Bereich der Familienpflege dargestellt. Dabei werden der kognitiven, der affektiven und der verhaltensmäßigen Ebene die verschiedenen Fragearten für das Assessment zugeordnet. Am Abschluss jeder Ebene sind Interventionsmöglichkeiten benannt.

Ebenen	Fragen			
	Differenzierungsfragen	Verhaltensfragen	Hypothetische Fragen	Triadische Fragen
Kognitive Ebene	Was waren die hilfreichsten Informationen für Sie, um mit der Verabreichung der Medikamente für Ihren Sohn klar zu kommen? Welche die am wenigsten hilfreichen?	Was wissen Sie über die Auswirkungen von lebensbedrohlichen Erkrankungen bei Kindern?	Was denken Sie wird passieren, wenn im schlimmsten Fall Ihr Mann nicht mehr arbeiten kann?	Wodurch weiß Ihr Mann, dass seine pflegebedürftige Mutter Schmerzen hat?
Interventionen: Kommentieren, Informationen liefern, Schulungen anbieten				

Ebenen	Fragen			
	Differenzierungsfragen	Verhaltensfragen	Hypothetische Fragen	Triadische Fragen
Affektive Ebene	Wer in Ihrer Familie leidet am meisten an der Erkrankung Ihres Mannes?	Wie geht es Ihnen, wenn Ihr Mann solche Schmerzen hat?	Wenn die Krankenhausbehandlung bei Ihrer Mutter keinen Erfolg hat, wen wird das am meisten betroffen machen?	Was tut Ihr Vater, um Ihre Mutter zu unterstützen, nicht so verzweifelt über seine Erkrankung zu sein?

Interventionen:
familiäre emotionale Unterstützung fördern, über Krankheitserfahrungen sprechen lassen, Normalisieren von emotionalen Reaktionen

Verhaltensebene	Wer in Ihrer Familie kann Ihren Sohn am besten motivieren, seine Medikamente zu nehmen?	Was könnte Ihr Vater tun, um seiner Frau klar zu machen, dass er ihre Ängste versteht?	Wie lange denken Sie, muss Ihre Mutter im Krankenhaus bleiben? Wenn es länger dauert, was denken Sie, werden Ihre Geschwister tun?	Was denken Sie, müsste Ihr Vater tun, um sich auf die Pflege seiner Frau vorzubereiten?

Interventionen:
Therapeutische Rituale unterstützen (also Festlegen neuer Rituale, wie Kinderspielen am Samstag, Sonntag etc.), zu Entlastungen ermutigen (Time outs)

Abb. 14: Erlebensebenen mit Fragen und Interventionen
Quelle: Eigene Zusammenstellung in Anlehnung an Wright/Leahey 2000, S. 162 f.

Für ein halbformalisiertes Beratungsgespräch im Pflegeprozess haben die Autorinnen ein „Fünf-Minuten-Interview" entwickelt. Dieses kurze Gespräch ermöglicht es, zentrale Probleme aus der Perspektive der Patientinnen und ihrer Angehörigen zu erfassen und daraus erste Interventionen (Beratungsschritte) abzuleiten. Sie benennen für das Gespräch fünf zentrale Aspekte:

- **Benehmen:** Dieser Aspekt beinhaltet das Einhalten von sozialen Umgangsformen die zum Vertrauensaufbau geeignet sind. Dazu gehört zunächst ein sich gegenseitiges Bekanntmachen (vgl. Wright/Leahey 2000, S. 277 ff.; Wright/Leahey 2001, S. 143 ff.).
- **Therapeutische Konversation:** Hier geht es um die Kunst des Zuhörens, die Bestätigung und Motivation während des Gespräches. Dabei sollten für das Assessment Angehörige möglichst immer mit anwesend sein. Sie sollten zu Fragen ermutigt werden und Überlegungen zu häuslichen Routinen anstellen.
- **Familiengenogramme und Ecomap:** Die Visualisieren von Familienstrukturen im Genogramm beinhaltet eine Aufschlüsselung über die Familienzusammenhänge. Dazu gehören die Darstellung der Familienangehörigen, ihr Geschlecht, ihr Alter, ihre Berufe, Geburten, Tod und wichtige Rechtsverhältnisse (vgl. Wright/Leahey 2000, S 87 ff.). Die gemeinsame Visualisierung mit den Betroffenen kann es sehr erleichtern, sich ein „Bild" von der Familie zu machen.
- **Loben und Stärken:** Wright und Leahey loben Familien so oft es geht und stellen die Stärken in den Vordergrund. Dieses Handeln ist ganz im Sinne des Empowermentansatzes, der in Kapitel 5 erörtert wird.
- **Therapeutisches Fragen** bezieht sich auf zirkuläres Fragen. Wright und Leahey gehen davon aus, dass einige Fragen grundsätzlich bei einem Kurzinterview gestellt werden sollten, um pflegerelevanten Informationen zur Gestaltung der nächsten Pflegeinterventionen (Pflegeberatung) auch zu erhalten. Diese Fragen sind:
  - Wem darf man die Informationen weitergeben, wem nicht (zeigt Familiengrenzen, Werte, Konfliktlinien auf).
  - Wie kann man als Pflegekraft die Betroffenen während des Krankenhausaufenthaltes/der Pflege in der häuslichen Umgebung am besten unterstützen (Erwartungen können deutlich werden).

- Was hat Ihnen am meisten/am wenigsten beim letzten Krankenhausaufenthalt/bei der letzten pflegerischen Versorgung geholfen (Probleme, Stärken können aufgedeckt werden, aber auch erfolgreiche Pflegeinterventionen).
- Wo sehen Sie die größte Herausforderung für Ihre Familie bei dem jetzigen Krankenhausaufenthalt, der ambulanten Pflege? (Hinweise auf Projektionen, Ängste, Wünsche).
- Wer leidet Ihres Erachtens am meisten in Ihrer Familie durch die jetzige Situation? (Hinweise, wer bei Beratungsgesprächen berücksichtigt werden sollte).
- Gibt es spezifische Fragen, die Sie jetzt beantwortet haben möchten? (Fast alle Patientinnen haben zu Beginn einer chronischen Erkrankung vielfältige Informationsbedarfe. Die Antworten auf diese Fragen versetzen sie erst in die Lage zu deuten, welche Auswirkungen auf ihren Alltag, ihre Biografie, auf die Familie zu erwarten sind. Daraus entwickelt sich in der Regel neuer Beratungsbedarf im Bereich der Handlung und Bewältigung). (vgl. Wright/Leahey 2000, S. 277 ff.).

Die Ecomap zeigt nachfolgend nun ein Beziehungsgefüge auf. Mit ihr sind die Größe der sozialen Netzwerke sowie die Beziehungsqualität übersichtlich abbildbar. Die Illustration in Abbildung 15 zeigt eine Familienkonstellation: Bei Maren wurde vor sieben Jahren eine Multiple Sklerose diagnostiziert. Sie weist einen schubartigen Verlauf auf und benötigt seit dem letzten Schub kontinuierliche Unterstützung bei der Körperpflege, der Ausscheidung, der Mobilisation und das Essen muss zubreitet werden. Die Familie hat beschlossen, die Pflege in der häuslichen Umgebung zu organisieren. Die Pflegeberaterin des ambulanten Pflegedienstes möchte sich in dem Erstgespräch einen Überblick über die Familiensituation und die potenziell einzubeziehenden Netzwerke verschaffen.

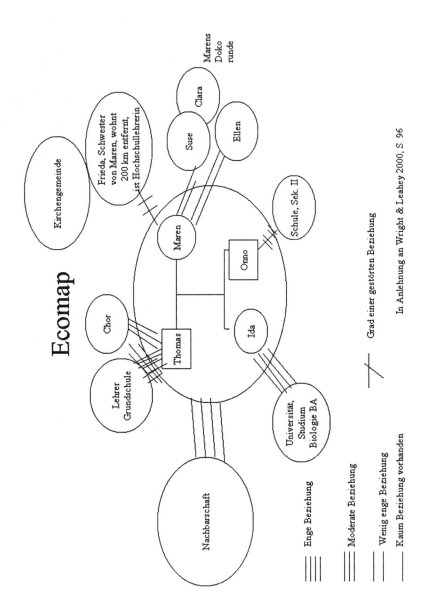

Abb. 15: Ecomap der Familie von Thomas und Maren
Quelle: Eigene Zusammenstellung in Anlehnung an Wright/Leahey 2000, S. 89

Der große Kreis bildet die Familie ab, die in einem Haushalt lebt. Thomas ist 50 Jahre alt und mit der 49jährigen Maren verheiratet. Thomas und Maren haben zwei Kinder, Ida (20 Jahre alt) und Onno (15 Jahre alt). Thomas ist Grundschullehrer. Er hat zwar eine enge Bindung an seinen Arbeitsplatz Schule, zurzeit gibt es aber viele Probleme mit Kolleginnen. Als Ausgleich zur belastenden Arbeit erlebt Thomas sein Hobby, er singt in einem Männerchor. Es haben sich dort über das gemeinsame Singen hinaus Freundschaften entwickelt. Maren musste ihre Arbeit als Architektin aufgeben. Sie verfügt aber über eine intensive freundschaftliche Beziehung zu drei Frauen, die mit ihr gemeinsam studiert haben. Man fuhr einmal im Jahr ein paar Tage zum Wandern und spielt noch heute regelmäßig Doppelkopf. Maren hat zu ihrer einzigen Schwester nur selten Kontakt, die Beziehung war schon immer „schwierig". Die Tochter Ida lebt im gemeinsamen Haushalt. Sie studiert an der hiesigen Universität Biologie. Das Studium gefällt ihr sehr gut, sie ist hoch engagiert und beabsichtigt, nach dem Bachelor- auch einen Masterabschluss zu machen. Deshalb kann sie sich zu Hause nur begrenzt engagieren. Onno, der 15jährige Sohn, ist in einer schwierigen Phase. Die Schule gefällt ihm nicht, er hat Konflikte mit den Lehrern, wenig Kontakte zu Gleichaltrigen und zieht sich auch zu Hause sehr zurück in sein Zimmer vor den Computer. Die nachbarschaftlichen Beziehungen sind nach Aussage des Paares sehr gut, man feiert zusammen, plant Straßenfeste, hilft sich gegenseitig.

Durch das erstellte Genogramm und die Ecomap kann in sehr kurzer Zeit gemeinsam mit den Betroffenen das Beziehungsgefüge visualisiert werden. Wright und Leahey sehen diesen Bedarf für Beziehungen, die länger als drei Tage bestehen. In der Ecomap werden die Beziehungen (Quantitäten und Qualitäten) der Familienmitglieder untereinander und die des außerfamiliären Systems (Schule, Nachbarschaft, Freunde, Arbeitsplatz, Ärzte, Behörden) grafisch abgebildet. Auch hier sollten die Familien an der Erarbeitung während des Assessments beteiligt werden. Gespräche darüber, wer mit wem, wann welche Kontakte hat, tragen zur Klärung von Beziehungen bei und dienen somit der Bewältigung. Aus diesem Grund zählen sie bei Wright und Leahey zur Intervention (2000, S. 94 ff.). Bei einem zeitlichen Aufwand von nur zwei bis drei Minuten ist die Wirkung vielfach erheblich. Die visualisierten Informationen zeigen mit „einem Blick" auch für nicht am Assessment Beteiligte das Familiensystem und machen bei Einverständnis der Familie die potenziellen sozialen Unterstützungssysteme transparent.

4.2 Zuhören und der Umgang mit dem Assessmentschema als Gedankenstütze

Das nachfolgend ausgewiesene Assessmentschema dient einer systematischen und theoriegeleiteten Pflegeberatung. Es sollte keineswegs als Abfrageinstrument genutzt werden. Vielmehr ist es als Gedankenstütze für in der Beratung noch ungeübte Pflegeberaterinnen gedacht. Da die Beratung grundsätzlich auf die Unterstützung erweiterter Handlungsmöglichkeiten der Patientinnen und ihrer Angehörigen abzielt, ist für den Beratungsbeginn eine wertschätzende Haltung ihrer Sicht der Lage vertrauensbildend. Die Systematik der Beratungsebenen, der Problemerfahrungsfelder und der Gesundheitsförderung gehören in den Bereich der pflegerischen Expertise für den Beratungsprozess. Ihre Logik entspricht einer Abstraktion individueller Lebenssituationen und erschließt sich somit den Betroffenen zunächst einmal nicht.

Beratungs- ebenen	Problemerfahrungsfelder			Gesundheits- förderung
	Selbst- erfahrung	Beziehungs- erfahrung	Lebenswelt- erfahrung	
Information/ Orientierung				
Deutung/ Klärung				
Handlung/ Bewältigung				

Abb. 16: Assessmentschema
Quelle: Eigene Zusammenstellung auf der Basis der in Kapitel 2 erläuterten Konzepte

Vielmehr ist im Assessment der Beratungsbedarf vorwiegend durch Zuhören zu eruieren und gemeinsam auf der Basis von Fragen zu entwickeln. Zuhören als Kommunikationsvoraussetzung ist ein aktiver Prozess und sollte in der Beratung als aktives Zuhören praktiziert werden. Aktives Zuhören zeichnet sich aus durch:
- Interesse an der Erzählerin und ihren Erzählungen,
- Bereitschaft, sich auf die andere einzulassen,
- Fähigkeit das Gehörte wahrzunehmen/zu erkennen, zuzuordnen, abzuwägen, zu beurteilen und dann zu antworten und
- Präsenz durch signalisierte Aufmerksamkeit.

Der Prozess des aktiven Zuhörens, den die Kommunikationspsychologie grundlegend bearbeitet hat, bedarf der „aufnahmebereiten Zuwendung" (Dahmer/Dahmer 2003) damit die Patientin und ihre Angehörigen sich verstanden fühlen können. Nicht nur das gesprochene Wort ist dabei bedeutend, sondern gerade auch wie erzählt wird und was unausgesprochen hinter den Worten verbleibt. Die beratende Pflegekraft achtet beim aktiven Zuhören darauf
- wie ihre Gesprächspartnerin sich fühlt,
- warum sie das, was sie äußert als wichtig erlebt,
- was sie besonders beschäftigt,
- welche Interessen sie verfolgt (vgl. Weisbach 2001, S. 48).

Obgleich die Pflegeberatung keine therapeutischen Zielsetzungen beinhaltet und die undifferenzierte Einführung der klientinnenzentrierten Beratung von Rogers ins pflegerische Handeln durchaus kritisch zu sehen ist (vgl. auch Bischoff-Wanner 2002, S. 253 ff.), können für das Zuhören und die dabei signalisierte Aufmerksamkeit wichtige Hinweise aufgegriffen werden (vgl. Emmrich/Hotze/Moers 2006).

Verstehen im aktiven Zuhören kann in der Pflegeberatung verbal und nonverbal kenntlich gemacht werden. In der folgenden Tabelle werden die wichtigsten Merkmale aufgeführt. Dabei muss betont werden, dass sich ihre Aneignung für die Beratungskompetenz weder von selbst einstellt noch vorausgesetzt werden kann. Wie in anderen Berufen auch, müssen diese Kompetenzen für die Beratungstauglichkeit in Ausbildung und Studium erworben werden.

Formen des Zuhörens	Merkmale
Verbal	• beim Paraphrasieren, dem Wiederholen mit eigenen Worten, das Wesentliche noch einmal formulieren ohne zum Echo zu werden, • weiterführende und klärende Fragen als zirkuläre Fragen stellen, • die Gefühle benennen, • das Gesagte ohne Wertung akzeptieren, • selten das Erzählen unterbrechen sowie • Pausen im Gespräch zuzulassen.
Nonverbal	• Zugewandte Körperhaltung, • Blickkontakt und • ermunternde Gestik.

Abb. 17: Aufmerksamkeitssignale beim Zuhören
Quelle: Eigene Zusammenstellung

Die Einschätzung des pflegerischen Beratungsbedarfs durch aktives Zuhören ist insbesondere für die chronisch kranken Menschen und ihre Angehörigen außerordentlich wichtig. Sie sind in der Regel bereits „geübte" Patientinnen mit unterschiedlichen Erfahrungen im Gesundheitswesen. Die Beantwortung von Fragen ist ihnen somit vertraut und nur selten haben sie Situationen erlebt, in denen ihre individuelle Alltagssituation mit ihren Krankheitsbewältigungsstrategien Focus der Beratung gewesen ist. Auf diese Situation sollten sich die Pflegeberaterinnen einstellen. Ein Assessment gemeinsam zu entwickeln und salutogentische Spurensuche auch für die gesunden Anteile zu starten, bedeutet für die Beraterin, dass sie „hören lässt, was einer von sich erzählt" (Canetti). In einem auf dieser Basis angestrebten gemeinsamen Handeln ist die chronisch Kranke mehr als eine mögliche Informationsträgerin im Verbund der dann letztlich kompetenten und entscheidenden

Therapieanordnerinnen. Und sie ist mehr als die, die darauf vertrauen muss, dass das ihr verordnete auch das ihr Gemäße ist. Die Kranke und ihre Angehörigen als handelnde Subjekte zu akzeptieren und ihre Lebenswirklichkeit in den Mittelpunkt der Beratung zu stellen, ermöglicht die professionellen Unterstützungsleistungen, welche das Kohärenzgefühl und damit die Gesundheit der Chronikerinnen stärken.

4.3 Assessmentbeispiele für die formalisierte und halbformalisierte Pflegeberatung

In den nachfolgenden Ausführungen geht es um die Anwendung des oben aufgezeigten Assessmentschemas. Dabei wird zunächst ein Assessment in einem formalisierten Beratungsprozess exemplarisch dargestellt. Es geht um ein Erstgespräch mit einem Apoplektiker und seiner Ehefrau nach dem kurz zuvor erfolgten Übergang von der Rehabilitationsklinik nach Hause. Das zweite Beispiel ist einer Beratungssequenz im Pflegeprozess entnommen. Für beide Assessments werden zunächst der Kontext, also die Fallgeschichte erläutert. Danach werden im Schema die Beratungsbedarfe erfasst.

4.3.1 Formalisiertes Beratungsgespräch: Erstgespräch für ein Pflegeberatungsassessment am Beispiel des Übergangs von der Rehabilitationsklinik nach Hause

Fall Herr Z.:
Herr Z. ist seit zwei Jahren Rentner. Mit seiner Ehefrau Amelie ist er seit mehr als dreißig Jahren verheiratet. Das Ehepaar Z. lebt in einem Einfamilienhaus am Rande einer Großstadt. Die beiden erwachsenen Kinder sind berufstätig, haben eigene Familien und leben mehr als 200 km entfernt.
Drei Monate vor der Rehabilitationsmaßnahme hat Herr Z. einen Apoplex erlitten. Er ist zum Zeitpunkt der Entlassung nach Hause immer noch gesundheitlich durch eine Hemiparese links und durch Schluck- und Sprachstörungen beeinträchtigt. Feste Nahrung und auch schon geringe Mengen Flüssigkeit kann Herr Z. zwar schlucken. Den Hauptanteil der Flüssigkeit bekommt er jedoch noch über die PEG-Anlage. Die Sprachstörungen sind

spürbar, aber sie beeinträchtigen die Kommunikation nicht. Herr Z. kann mit unterstützender Hilfe aufstehen und sich in den Rollstuhl setzen. Beim Anziehen und Waschen, sowie bei den Toilettengängen benötigt er noch viel Hilfe.

In der Rehabilitationsklinik wurde Frau Z. zur Unterstützung der täglichen Versorgung des Ehemanns ein Pflegedienst empfohlen und ebenso die Mitwirkung einer Logopädin und Ergotherapeutin als weitere Rehabilitationsmaßnahme. Der Erstkontakt zum ambulanten Pflegedienst fand am Entlassungstag aus der Rehabilitationsklinik statt. In einem ausführlichen Erstgespräch mit dem Ehepaar wird ein Assessment erhoben auf Basis der
- Pflege- und Krankheitsverlaufskurve,
- salutogenetischen Orientierung und
- integrativen Beratung.

a) Feststellung der Phase im Rahmen der Pflege- und Krankheitsverlaufskurve
Auf der Basis des Erstgespräches kann für Herrn Z. eine Normalisierungsphase festgestellt werden. Bei den vorhandenen gesundheitlichen Beeinträchtigungen wird es zukünftig darauf ankommen Ressourcen so einzusetzen, dass eine verbesserte Krankheitsbewältigung möglich wird. Herr Z. möchte vorrangig wieder ohne PEG essen lernen, seine Mobilität verbessern und somit die Abhängigkeit von Unterstützung reduzieren.

b) Feststellung der notwendigen Arbeitsleistungen und Arbeitsteilung zur Krankheitsbewältigung auf der Basis der Hauptarbeitslinien und Arbeitstypen
- Das Selbstkonzept von Herrn Z. hat durch den Schlaganfall und den Krankheitsverlauf stark gelitten. Er sagt: „Es hatte sich alles verändert. Mein ganzes Leben. Alles und ... von der Tätigkeit, vom Gehen". Er hofft, dass weitere logopädische und ergotherapeutische Hilfestellungen seine Mobilität günstig beeinflussen (Biografiearbeit).
- Herr Z. hat Angst auf Dauer seiner Frau zur Last zu fallen. Er formuliert in Richtung seiner Frau: „... die Probleme hast du alle am Hals" (Biografiearbeit, Alltagsarbeit).

- Frau Z. äußert Sorge für die Zukunft. Sie sagt im Gespräch: „Doch ich habe mich gefreut, dass du da bist, aber ich weiß nicht, was alles auf mich zukommt". Sie ist unsicher, ob sie in der Lage ist die Körperpflege ihres Mannes zu übernehmen (Biografiearbeit, Alltagsarbeit, Krankheitsarbeit).
- Frau Z. hat bereits gemerkt, wie mühevoll das Aufstehen und die Toilettengängen ihres Mannes sind. Sie erkennt erste Überforderungen (Krankheitsarbeit).
- Frau Z. ist unsicher im Umgang mit der PEG-Sonde (Krankheitsarbeit).
- Frau Z. ist sich im Unklaren darüber, ob sie ihren Mann alleine lassen kann (Krankheitsarbeit).

c) Feststellung des Pflegeberatungsbedarfs und Ressourcen zur Gesundheitsförderung

Der Pflegeberatungsbedarf nach dem integrativen Beratungskonzept kann für die angestrebten Lösungswege in die Bereiche Information/Orientierung, Deuten/Klären und Handlung/Bewältigung unterteilt werden. Die Ressourcen der Familie sind nach salutogenetischer Orientierung zu erfassen. Dabei ist zu berücksichtigen, dass die Erfassung immer auch einer Förderung entspricht. Im Falle der Familie Z. ist die stabile Ehe eine außerordentlich wichtige Ressource, die es zu erhalten gilt. Im Sinne der Lebensgestaltung und Handlungsfähigkeit sind die Zukunftsängste und Unsicherheiten der Ehefrau unbedingt zu berücksichtigen. Das nachfolgende Schema bietet eine exemplarische Übersicht und versteht sich keinesfalls als standardisierbares Instrument.

Beratungs-ebenen	Problemerfahrungsfelder			Gesundheitsförderung
	Selbsterfahrung	Beziehungserfahrung	Lebenswelterfahrung	
Information/ Orientierung	• Information zur Stressbewältigung • Informationen zum Belastungserleben pflegender Angehöriger	• Orientierung zu potentiellen Auswirkungen chronischer Erkrankung auf Familien und deren Systemstabilität	• Information zu den Leistungen des PflegeVG • Informationen zur Kurzzeitpflege • Information zur PEG	• Welche Kenntnisse werden zur Krankheit benötigt um realistische Verlaufkurvenvorstellung zu erreichen? • Information zur Komplexität chronischer Erkrankung (bio-psycho-soziales Modell).
Deutung/ Klärung	• Wie wirkt sich die körperliche Einschränkung aus? • Wie werden die durch die Krankheit entstandenen Abhängigkeiten erlebt?	• Was sind die Ängste von Herrn Z. in der Beziehung zu seiner Frau? • Welche Ideen hat Herr Z. zur Entlastung seiner Ehefrau?	• Soll die Körperpflege im Sinne der Entlastung durch den ambulanten Pflegedienst übernommen werden? • Soll bei der Antragstellung der Pflegestufe unterstützt werden?	• Welche Entlastung wird wahrscheinlich als hilfreich erlebt? • Welche Möglichkeiten der Entspannung waren bisher bei Frau Z. erfolgreich? • Welche Erfahrungen im Umgang mit chronischer Krankheit sind

	• Reflexion der angemessenen Stressbewältigung	• Wie könnte eine Entlastung mit „ruhigem Gewissen" gestaltet werden? • Bestehen Erwartungen an die Kinder?		vorhanden (subjektive Krankheitstheorie)? • Welches Wissen führt zu mehr Sicherheit und Kontrolle über den Krankheitsverlauf?
Handlung/ Bewältigung	• Unterstützung durch soziale Netze (Nachbarschaft, Selbsthilfegruppen) • Angebote regelmäßiger Gespräche • Vermittlung oder Anleitung einer Stressbewältigungsmethode	• Wie ist die Beziehungsqualität zu erhalten und wie kann sie weiter gefördert werden?	• Anleiten im Umgang mit PEG • Anleiten beim Transfer Toilettengang • Kooperation mit dem Hausarzt zur Verschreibung von Logo- und Ergotherapie	• Welche Faktoren fördern den aktiven Umgang? • Welche Faktoren fördern das Wohlbefinden, die Freude und Lebenslust? • Welche Ressourcen können neu erschlossen werden?

Abb. 18: Pflegeberatungsassessment Fallbeispiel Herr Z.
Quelle: Eigene Zusammenstellung

Deutlich wird durch die Falldarstellung mit der Erhebung des Beratungsbedarfs, dass neben der körperbezogenen Arbeit die Pflegekräfte zukünftig wesentlich stärker im Sinne der Gesundheitsförderung den prozesshaften Verlauf der Erkrankung antizipieren und die Beratung auf die Stabilisierung der Pflege- und Krankheitsverlaufkurve fokussieren müssen. Diese Beratungstätigkeit bedarf einer Qualifizierung und Kompetenz, welche neben der Falldeutung auch auf die Beziehungsgestaltung größte Aufmerksamkeit legt.

4.3.2 Halbformalisiertes Beratungsgespräch im Pflegeprozess

Fall Frau D.:

Frau D. ist 65 Jahre alt, verheiratet, sie hat vier Kinder und vier Enkelkinder und lebt in einem Haus mit großem Garten, der ihr besondere Freude macht. Nach einem Herzinfarkt im 64. Lebensjahr entwickelt sie eine terminale Niereninsuffizienz. Frau D. muss dreimal wöchentlich zur Hämodialyse. Sie befindet sich zum Zeitpunkt der Erhebung in der stabilen Phase, das heißt, Krankheitsverlauf und -symptome werden unter Kontrolle gehalten. Ein ambulanter Pflegedienst unterstützt sie einmal am Tag in ihren Pflegebedürfnissen.

Bei der Betreuung durch die Pflegekraft bedauert Frau D. immer wieder die fehlenden Urlaube mit ihrem Mann. In ihrem Fall ist Wohlbefinden sehr stark an die Urlaube mit ihrem Mann gebunden. Immer wieder spricht sie traurig über die eingeschränkten Reisemöglichkeiten. Ihr Mann und sie haben sich immer sehr auf die gemeinsamen Urlaubsreisen gefreut, sie haben gemeinsam geplant, Ausflüge überlegt, mitzunehmenden Lesestoff vereinbart und verschiedene Urlaubsrituale von Faulenzen bis aktiv sein. Wohlbefinden ist wie Glück, Freude und Lebenszufriedenheit ein wesentliches Kriterium für Gesundheit. Corbin und Strauss weisen im Arbeitstyp Wohlbefindensarbeit ausdrücklich darauf hin, dass in der Betreuung von Chronikern zunächst einmal herauszufinden ist, wodurch die Betroffenen Wohlbefinden erleben (Licht, Temperatur, Nahrung, Lagerung, Schmerzfreiheit, soziale Kontakte). Wohlbefinden ist nach der WHO Definition der Ausdruck von Gesundheit schlechthin und in der Salutogenese haben Franka u.a. das Konzept von Antonovsky um die Dimension des Wohlbefindens, der Entspannung und des Genusses ergänzt.

Frau D. muss dienstags, donnerstags und am Wochenende nicht ins Dialysezentrum. Sie hat an diesen Tagen „frei" und unternimmt deshalb mit ihrem Mann häufiger Wochenendfahrten. Beiden fällt es aber sehr schwer, auf die früheren Urlaubsreisen zu verzichten, da sie sich ihren Alltag mit den Gedanken an den Urlaub versüßt haben. Ihnen fehlen sowohl die Planung als auch die Vorfreude und Frau D. vermisst jetzt schon die intensive Nähe zu ihrem Mann, die im Urlaub besonders zur Geltung kommt.

Beratungsebenen	Problemerfahrungsfelder			Gesundheitsförderung
	Selbsterfahrung	Beziehungserfahrung	Lebenswelterfahrung	
Information/ Orientierung			Information zu Feriendialysezentren	
Deutung/ Klärung	Fehlende intensive Nähe zum Ehemann	Nähe zum Ehemann im Urlaub besonders intensiv		Was fördert das Wohlbefinden?
Handlung/ Bewältigung			Urlaubsbuchung durch das Ehepaar D.	

Abb. 19: Beratungsassessment von Frau D. mit Lösungsweg
Quelle: Eigene Zusammenstellung

Im Rahmen der pflegerischen Beratung wurde eine Beratungslösung im Bereich der „Information- und Orientierung" angestrebt. Das Beratungsproblem konzentrierte sich dabei auf die Frage nach Urlaubsmöglichkeiten für dialysepflichtige Menschen. Konzentriert auf diesen Punkt war das Beratungsproblem mit einer Recherche und dann nahezu einfach durch die Weitergabe von Information zu lösen: Frau D. und ihr Mann erhalten Informationen über Dialysereisebüros und deren Vermittlung von Feriendialysezentren. Nach dieser Information konnte Handlung und Bewältigung dem Ehepaar überlassen werden.

Freilich standen für die Urlaubsplanung entsprechende Aushandlungsarbeiten mit dem ortsgebundenen Dialysezentrum an und die nicht gering zu schätzende Kooperations- und Sicherheitsarbeit.

Diese zunächst vielleicht banal anmutende Problemlösung durch Beratung soll drei Aspekte verdeutlichen:
1. Das Beratungsproblem – der Beratungsanlass – wird durch die Patientin bestimmt. Auch wenn ich als Beraterin noch weitere Probleme erkenne, stelle ich diese zurück.
2. Die Informationsvermittlung basiert im Falle von Frau D. auf Deutung und Klärung. Vor einer zielgerichteten Information war es notwendig zu verstehen, auf welche Weise das Wohlbefinden von Frau D. beeinträchtigt war. Manchmal wird in einem Beratungsgespräch für beide, Betroffene und Beraterin, die Bedeutung – in diesem Fall der Urlaub – erst erkennbar. In welcher Weise Gespräche (Narrative) zwischen Betroffenen und Pflegekraft eine konstruierende Dimension für die Lebensgestaltung und Krankheitsverlaufskurve der Chroniker haben, wird an diesem Beispiel besonders deutlich.
3. Die Beraterin bereitet das Handeln vor und handelt nicht für die Betroffenen. Sie fördert die Handlungserweiterung und im Fall von Frau D. erfolgt die Umsetzung nach den Informationen durch das Ehepaar selbst (Handeln und Bewältigen!).

Während im ersten Beispiel ein umfassendes Assessment gemeinsam mit dem Betroffenen und seiner Ehefrau erhoben wird, zeigt der Fall von Frau D. eine Beratung im Rahmen des Pflegeprozesses. Auf Basis des „im Kopf" vorhandenen Assessmentschemas wird das Beratungsproblem erkannt, die Beratung auf die Informationsvermittlung eingegrenzt und Handeln und Bewältigung durch das Ehepaar gefördert.

5. Beratungsbeziehung in der kooperativen Pflegeberatung

In der kooperativen Pflegeberatung sind Selbstbestimmung und Verantwortung konstitutive Elemente der Beratungsbeziehung. Pflegekräfte, die im pflegerischen Alltag nicht selten für Patientinnen handeln und auch handeln müssen, brauchen für die Beratungshaltung eine veränderte Einstellung. Vorrangig geht es in der Pflegeberatung darum, die Handlungsoptionen der chronisch Kranken und ihrer Angehörigen zu erweitern. In den nachfolgenden Ausführungen werden deshalb zunächst der Aspekt der Professionalität entwickelt und die „Basiseinstellungen" anhand definierter Begrifflichkeiten ausgeführt. Kooperation, Nähe und Distanz sind Haltungen im pflegerischen Beratungsprozess die geeignet sind, Selbstbestimmung und Verantwortung der Betroffenen zu fördern. Für die Stärkung und das Gefühl der Sicherheit bei Chronikern und ihren Angehörigen kann wiederum das Empowermentkonzept hilfreich sein. Es wird ebenfalls im Folgenden anhand einer Studie dargestellt und abschließend auf die Pflegeberatung angewandt.

5.1 Professionalität durch Kooperation, Nähe und Distanz in der pflegerischen Beratungsbeziehung

Zentrale Aufgabe von Pflegenden in einer professionellen Beratungsbeziehung ist es, auf der Basis von Kooperationen zu informieren, durch Deutung und Klärung den Betroffenen und ihren Familien zu helfen, die Krankheit in das Leben zu integrieren und somit ihren Alltag neu zu definieren und zu gestalten. Dabei fördern sie die Stärken, unterstützen den selbstbestimmten Umgang mit der Erkrankung und den im Gesundheitswesen Tätigen und verhelfen ihnen auf diese Weise Expertinnen ihrer Krankheit zu werden. Handlungsgrundlage für dieses kooperative Vorgehen ist ein ausgewogenes Nähe-Distanz Verhältnis. Diese Balance ermöglicht den Pflegenden ihr berufliches Expertinnenwissen und Erfahrungswissen ins Verhältnis zum Alltags- und Erfahrungswissen der Betroffenen und ihrer Angehörigen zu setzen. Sie entwickeln in diesem Beziehungsverständnis ein hermeneutisches Fallverstehen und gestalten den Beratungsprozess personenorientiert (vgl.

Sander 1999). Für die hier angestrebte Beratungsbeziehung wird von dem Professionalitätsbegriff nach Oevermann (1999) ausgegangen. Er stellt in seiner Professionalisierungstheorie gerade die Handlung selbst – insbesondere die Interaktion mit der Klientin - und nicht die Merkmale von Professionen in den Mittelpunkt. Professionelles Handeln bedeutet nach Oevermann, Menschen in Krisen wissenschaftlich begründet beim Problemlösen zu helfen. Gute Praxis ist demnach durch eine fundierte wissenschaftliche Begründung gekennzeichnet. Praxis und Wissenschaft sind für ihn gleichwertig, das wissenstheoretisch aufbereitete erforschte Wissen muss sich allerdings in der Praxis bewähren (vgl. Oevermann 1999, S. 80 ff.). Kennzeichen professionellen Handelns nach Oevermann sind:
- der Zusammenhang von Regelwissen und Fallverstehen,
- die Autonomie der Lebenspraxis der Klientin,
- die analytische Distanz der Professionellen und
- keine vollständigen Handlungsstandards.

Professionelles Handeln vermittelt sich nach seiner Ansicht zwischen Theorie und Praxis in der Respektierung und Wiederherstellung der beschädigten Autonomie der Patientinnen. Eine bevormundende Anwendung des Wissens der Professionellen würde diese Autonomie schädigen und tut dies, wenn sie kein Fallverstehen praktiziert.

Für Oevermann ist das Arbeitsbündnis zwischen Patientin und Professioneller zentral zur Realisierung der professionellen Beratung. Es dient der Erhaltung der autonomen Lebenspraxis der Klientin. Dabei bezieht er sich in seiner Darstellung der Merkmale des Arbeitsbündnisses zwar auf die Praxis der Therapeutinnen oder Ärztinnen, spricht die Pflege allerdings als professionsbedürftig an (ohne dies allerdings im Weiteren zu vertiefen) (vgl. Oevermann 1999, S. 141). Die professionell Beratenden müssen seiner Ansicht nach zweifach professionalisiert sein. Einmal hinsichtlich des wissenschaftlichen Diskurses mit Kolleginnen bzw. anderen Berufsgruppen, Kostenträgern etc., bei denen sie ihr Vorgehen im Beratungsprozess begründen müssen. Hierzu bedarf es einer analytischen Distanz zur Klientin, um ihre Situation auf Basis wissenschaftlicher Wissensbestände analysieren zu können. Andererseits müssen sie in der Lage sein, diese Distanz aufzugeben, um mit der Klientin im Beratungsprozess ähnlich einer diffusen Sozialbeziehung (wie zum Beispiel von Familienmitgliedern untereinander) die Nähe herzustellen, die notwendig ist, um Vertrauen aufzubauen, Sorge zu zeigen, empathisch zu sein, die Alltagspraxis und deren Eigenlogik im Sinne des individuellen Fallverstehens wahrzunehmen (vgl. Oevermann 1999, S. 124 ff.).

Die beratenden Pflegenden müssen einerseits erklären und andererseits verstehen. Diese Handlungen sind zwei sich polar gegenüberstehende „kognitive und methodische Operationen" (Oevermann 1999, S. 126). Erklären bedeutet übertragen auf den pflegerischen Beratungsprozess, basierend auf den vorangestellten theoretischen Bezügen, dass das theoretische Wissen Entscheidungen, die zum Handeln führen, lenken und begründen soll. Eine empowernde Haltung, das aktive Zuhören und die systematische Auswertung von Narrationen sind einzuüben, die Phase der Krankheitsverlaufskurve der Klientin ist zu bestimmen, Informationsdefizite sind zu erkennen, Deutungs- und Klärungs- und Handlungsprobleme in den Erfahrungsfeldern Lebenswelt, Beziehung und Selbst sind auf der Basis eines Assessments und der Folgegespräche zu definieren und die gesundheitsfördernden Ressourcen zu bestimmen. Diese analytisch systematische Arbeit bedarf jedoch des Fallverstehens, das heißt, eines nachvollziehenden Verstehens der konkreten Lebenspraxis der Klientin.

Die Patientinnen als Individuen weisen, auch bei gleichen Fähigkeitsverlusten im Falle einer chronischen Krankheit, sehr unterschiedliche Stärken und Probleme auf hinsichtlich ihres Körpererlebens, ihres Selbstkonzepts, ihres Krankheitserlebens, ihrer Projektionen über den Krankheitsverlauf und ihrer Bewältigungsstrategien. Diese begründen nach Oevermann die Autonomie der Lebenspraxis. Nur wenn die Pflegenden in der Beratung diese individuelle Erlebens- und Handlungsperspektive der Patientinnen (und Angehörigen) berücksichtigen und konstruktiv in ihre Beratungspraxis einbeziehen, kann ihr Ausbildungs- und Weiterbildungswissen für Patientinnen und Angehörige als hilfreiche Beratung erfahrbar werden. Sie müssen also Fähigkeiten zum Verstehen des individuellen Falles besitzen. Hierzu müssen sie wiederum Nähe zur Klientin zulassen, um empathisch die Eigenlogik des Falles zu verstehen. Jedoch ist es wichtig, gleichzeitig Distanz zu erhalten, um analytisch arbeiten zu können. Da individuell somit sehr unterschiedliche Lösungswege gefunden werden müssen, kann das Handeln nicht vollkommen standardisiert werden. Vielmehr eignen sich die Pflegenden durch die individuell sehr unterschiedlich agierenden und reagierenden Menschen Erfahrungswissen an. Darüber hinaus kommen noch die Alltagserfahrungen im Umgang mit eigenen Krankheiten und die Thematisierung von Gesundheit/Krankheit in den Medien hinzu, die ebenfalls in Handlungen wirksam werden. Bei jedem beratungsrelevanten Pflegephänomen wird somit die ganze Existenz des Menschen in seiner Lebenswelt berücksichtigt.

Professionelle Beratung ist also gleichzeitig diffus, wenn die Professionelle in den Alltag eintaucht, wenn sie, wie Lamb/Stempel (2000) es in ihrer Studie herausgearbeitet haben, von der Patientin zu Beginn (Bondingphase) als Insiderin wahrgenommen wird, als jemand „der mich als Individuum wahrnimmt und kennt, der sich um mich sorgt und kümmert ... der vor allem an mir interessiert ist" (S. 167 f.). Gleichzeitig ist professionelle Beratung spezifisch, weil die beratende Person als Expertin agiert und so wahrgenommen wird. Beraten kann die Pflegekraft nur, wenn sie die Situation der Patientin besser versteht als die Patientin selbst, wenn sie analysieren und systematisieren kann und darauf aufbauend die Gestaltung der Krankheitsverlaufskurve positiv beeinflussen kann, denn sonst wäre ihre Funktion überflüssig. Damit ist die Beziehung zugleich symmetrisch, die Patientin soll von sich erzählen, teilweise intimste, sonst in der Öffentlichkeit tabuisierte Probleme sollen thematisiert werden. Die beratenden Pflegenden übernehmen zudem oft gleichzeitig körperbezogene Leistungen. Auch wenn es darum geht, gemeinsam Pläne für die Gestaltung der Krankheitsverlaufskurve auszuhandeln, bleibt die Beratungsbeziehung symmetrisch.

Zugleich ist die Beratungsbeziehung aber auch asymmetrisch, da die Patientin und ihre Angehörigen die beratende Funktion einfordern und somit der Pflegekraft quasi einen Expertenauftrag erteilen. Die Patientin wird informiert, sie erhält Unterstützung beim Deuten und Klären und wird angeleitet bzw. geschult. Manchmal ist es auch notwendig, dass die beratende Pflegekraft stellvertretend Advocacyfunktionen übernimmt. Außerdem wird sie in der Regel für eine bestimmte Zeit und eine begrenzte Leistung bezahlt. Oevermann bezeichnet dies als Paradoxie, als eine „außeralltägliche Leistungserbringung in der Struktur des Alltäglichen" (1981, S. 30).

Um die zentralen Aspekte der Beziehungsgestaltung begrifflich zu konkretisieren, werden nachfolgend die Begriffe Kooperation, Nähe, Distanz vertiefend erörtert.

5.1.1 Zum Begriff der Kooperation

Kooperation (lat. Cooperation: „Zusammenarbeit") ist zunächst einmal ein sehr weit gefasster Begriff, der in vielen gesellschaftlichen Bereichen für unterschiedlichste Formen der Zusammenarbeit darstellbar ist. Im Gesundheitswesen können Kooperationen sich einerseits auf die sozialen Dienstleistungen und andererseits auf die Beziehungsgestaltung beziehen (vgl. Hüper 1994, S. 217 ff.). Der hier vertretene Kooperationsbegriff für die Beziehungsbildung geht von der grundsätzlichen Auffassung aus, dass Kooperation die Voraussetzung für verantwortliches Handeln bildet (vgl. Hüper 1994, S. 261 ff.).

> „Menschliche Lebensformen sind immer zugleich Vollzug und Ergebnis von Kooperation. Kooperation schafft beim Menschen ein Bewusstsein seiner selbst als eines verantwortlich Handelnden in einer von ihm zu verantwortenden gesellschaftlichen Wirklichkeit" (Schönberger 1987, S. 83).

Dieser Kooperationsbegriff entstammt der Behindertenpädagogik von Schönberger/Jetter/Praschak (1987) und ist eingebunden in ein handlungstheoretisches Denken, das Kooperation als humane Form des menschlichen Handelns verstanden wissen will. Mit der Begriffsreflektion zur Handlung als anthropologische, erkenntnistheoretische und wissenschaftstheoretische Kategorie grenzen sie sich ab von einem Handlungsbegriff, der Handeln als bloßes Tun versteht.

> „Gewiss kann dies in manchen Fällen ein wesentliches Charakteristikum menschlichen Handelns sein; sehr viel bedeutsamer für das Verständnis des Handelns ist es jedoch, wie die objektivierbare Seite des menschlichen Tuns, seines Verhaltens also, verwoben ist in das Netz der Subjektivität, der Geschicht-

lichkeit und Gesellschaftlichkeit des Einzelwesens und der Formen seines Austausches mit der Kultur" (Jetter 1987, S. 13).

Dieses Handlungsverständnis ist für Jetter besonders wesentlich, um Menschen in ihrer ‚Leidens-Form" zu begreifen. Förderung und Ziel sind im Konzept der Kooperativen Pädagogik an einem Menschenbild ausgerichtet, in dem der Mensch, „fähig und bereit ist, in gemeinsamem Handeln die Lebenswirklichkeit menschenwürdig zu gestalten" (Schönberger 1987, S. 81). Kooperationsfähigkeit entwickelt sich in der Erziehung durch kooperative Handlungen, in denen die

„(...) Handlungspartner ihre Tätigkeit an gemeinsamen Werten orientieren und ihre Handlungspläne auf vereinbarte Ziele hin koordinieren. Dadurch werden die Formen der Interaktion und Kommunikation in einem solidarisch verantworteten Wertsystem verankert und an den vereinbarten Handlungszielen gemessen" (Schönberger 1987, S. 84).

Dieses Kooperationsverständnis verweist nicht nur auf den respektvollen Umgang mit der Lebenspaxis der Chronikerin und ihrer Angehörigen und deren Verantwortlichkeit für ihr Leben. Die durch die Erkrankung beschädigte Biografie und die neue Alltagsgestaltung mit ihren mannigfaltigen Beziehungen ist gerade Focus der Kooperationen im Arbeitsbündnis. Angewandt auf den pflegerischen Beratungsbegriff im Kontext des Gesundheitswesens geht es also nicht um eine wie immer geartete Beteiligung der Patientin an Beratung und Therapie.

„Die Autonomie des Patienten besteht im Wissen, dass die Verantwortung für sein Leben bei ihm selbst liegt – und im selbstbewussten Handeln nach diesem Wissen. Nur mit einem autonomen Patienten kann der Therapeut solidarisch zusammenarbeiten; nur mit ihm kann er sich die Verantwortung für seine Gesundheit teilen und an deren Wiederherstellung partnerschaftlich arbeiten" (Schönberger/Jetter 1987, S. 143).

Selbstbestimmung und Verantwortung sind in den derzeitigen gesundheitlichen Reformen zwei wesentliche Pfeiler der angestrebten Veränderungen. Nicht immer kann man sich dabei für einzelne Vorschläge von dem Gedanken lösen, dass die gesundheitlich Verantwortlichen sich aus der eigenen

Verantwortung für eine angemessene Versorgung befreien wollen. Deshalb ist ausdrücklich zu betonen, dass die Autonomieförderung als Handlungsmaxime bei einer neu zu entwerfenden Lebenspraxis - beispielsweise einer Apoplektikerin - sich nicht von selbst einstellt. Die Chronikerin und ihre Familie sind dringend auf Unterstützung angewiesen. Zur Entwicklung der Familienbalance sind transparente, aus kooperativen Handlungen hervorgegangene Entscheidungen notwendig. Dieses gilt auch für die verschiedenen, aber oft gerade nicht gemeinsam und aufeinander abgestimmten Therapieangebote. Ihre häufig unausgewiesenen oder einseitig expertinnendominat festgelegten Zielsetzungen verhindern die Mitverantwortung, da sie Kooperationen ausschließen und die Betroffenen in die Rolle der abhängigen Therapiebefolgerinnen zwingen.

Die kooperative Pflegeberatung ist hingegen bestrebt, den Beratungsprozess so zu gestalten, dass kooperative Handlungen einen gemeinsamen Prozess bilden, in dem eine Veranwortungsübernahme möglich ist. Schönberger/Jetter (1987) beschreiben in der „Kooperation als therapeutisches Prinzip" auch die Herausforderungen, die mit einem solchen Verständnis verbunden sind:

„Es ist schwer, trotz der ‚Asymmetrie der Positionen' zur Symmetrie der Verantwortung zu finden. Muss doch der Therapeut zum ‚Mit-Leidenden' werden – frei jedoch von dem anmaßenden Glauben, fremdes Leid ganz ermessen zu können; und der Patient zum ‚Mit-Heilenden' – er wiederum frei von der anmaßenden Hoffnung, sein ‚gesunder Menschenverstand' werde ihn schon das Bekömmliche treffen lassen" (Schönberger/Jetter 1987, S. 141).

Selbstbestimmung und Verantwortung ermöglichen im gemeinsamen Problemlösungsprozess beide Enden von Autonomie und Hilfsbedürftigkeit zuzulassen, ohne die Selbstbestimmung im Autismus zu verlieren und die Hilfsbedürftigkeit mit Abhängigkeit auszugleichen. Mit dieser Handlungsmaxime, die auch die WHO für die Gesundheitsförderung als Leitidee formuliert hat, verbindet die Ottawa-Charta folgende Prinzipien:
- Interessenvertretung, die aktiv für gesundheitsfördernde politische, ökonomische, soziale, kulturelle, biologische und Umwelt- und Verhaltensfaktoren eintritt,

- Befähigung und der Möglichkeit, selbstbestimmte Entscheidungen für die persönliche Gesundheit treffen zu können,
- Vermittlung und Vernetzung gesundheitsfördernder Anliegen über den Gesundheitssektor hinaus.

Verantwortlichkeit zeigen in diesem Beziehungsverständnis die Beraterinnen beispielsweise in der Advocasyfunktion hinsichtlich der intransparenten Strukturen des Gesundheitswesens und der Patientinnenrechte. Verantwortlich zeigen sich die Betroffenen und ihre Angehörigen, indem sie mit ihren Beraterinnen kooperativ in einem gemeinsamen Prozess ihre Handlungsoptionen erweitern und so eigenverantwortlich ihre Lebenspraxis gestalten.

5.1.2 Zum Begriff der Nähe

Nähe und Distanz kann man als komplementäre Kategorien bezeichnen. Nähe drückt sich in einer Bewegung aus: Man nähert sich jemanden an. Hierzu bedarf es einer Situation, die durch Verharren können und Zeit haben gekennzeichnet ist. Es bedarf der Behutsamkeit, um den anderen nicht zu erschrecken. Nähe zulassen bedeutet nicht nur sich über das Gegenüber einseitig Informationen einzuholen, sondern auch, etwas von sich selbst preis zu geben. Um als Insiderin erkannt zu werden, bedarf es laut der Studie von Lamb/Stempel Fähigkeiten wie „zuhören, bestätigen, lachen, berühren, beraten, strukturieren, unterstützen, konfrontieren, Wahlmöglichkeiten anbieten und loben" (Lamb/Stempel 2000, S. 169). Nähe herzustellen ist also eine sinnliche Arbeit und bedeutet ein sich Einlassen im Sinne von role-taking oder Empathie (vgl. Krappmann 1973).

Empathie kann unterschieden werden in emotionale und kognitive Empathie (vgl. Gladstein 1983; Alligood 1992; Morse u.a. 1992). Bischoff-Wanner stellt durch ihre Begriffsanalyse ebenfalls fest, dass Empathie eine affektive und kognitive Dimension hat (vgl. Bischoff-Wanner 2002, S. 265). Emotionale Empathie kann verstanden werden als eine Übernahme der wahrgenommenen emotionalen Erfahrungen anderer (vgl. Mehrabian u.a. 1988). Sie entwickelt sich im Laufe des menschlichen Lebens. Diese Form von Empathie ist „ansteckend" in dem Sinne, dass jemand mit den gleichen Emotionen auf die Emotionen des anderen reagiert (vgl. Lee u.a. 2000). Folglich kann emotionale Empathie dazu führen, dass sich die Pflegenden durch die Erfahrungen der Pflegeempfängerin überwältigt fühlen und verfangen im Netz der Gefühle. Sie erleben die Schwierigkeit, zwischen den Gefühlen der Pflegeempfängerin und eigenen nicht mehr differenzieren zu können. Die Studie von Williams (1989) belegt, dass ein signifikanter Zusammenhang zwischen emotionaler Empathie und emotionaler Erschöpfung besteht. Kognitive Empathie hingegen ist gekennzeichnet als ein intellektueller Prozess, in dem die Gefühle und Perspektiven der Anderen identifiziert werden, während eine objektive Haltung durch eine bedächtige und überlegte Distanzhaltung zu stellvertretenden Emotionen beibehalten wird. Kognitive Empathie entwickelt sich wahrscheinlich nach der Ausbildung emotionaler Empathie (vgl. Grattan/Eslinger 1989; Morse u.a. 1992). Nach Williams können Helferinnen in Pflegesituationen dann die beste Hilfe geben, wenn sie eine ausgewogene Balance zwischen kognitiver und emotionaler Empathie wahren. Bischoff-Wanner stellt dagegen die kognitive Seite in den Vordergrund, für sie ist die affektive Empathie zu störanfällig, da sie durch Ähnlichkeit, Wir-Gefühl, Zuneigung bzw. umgekehrt durch Aversion, Abneigung bestimmt werden kann. Bei Empathie geht es aber nicht ausschließlich um das Erfassen von Gefühlen, sondern auch um das „Erkennen und Erfassen des inneren Gesamtzustandes eines Patienten, das sowohl Gefühle, aber eben auch Gedanken, Motive und Bedeutungen umfasst" (Bischoff-Wanner 2002, S. 267). Pflegende haben es mit vielen Menschen zu tun, die keine oder wenige Ähnlichkeiten haben; die von einer ihnen fremden Kultur geprägt sind oder einer anderen Schicht angehören können. Deshalb ist kognitive, also bewusst eingesetzte Empathie für den professionellen Beratungsprozess zu präferieren.

Ein letzter bedeutender Aspekt zum Aufbau professioneller Nähe ist die Fähigkeit der Beraterin ihre Identität darzustellen, um ihre Ich-Identität zu bewahren. Dies beinhaltet, in der Interaktion ein Mehr an eigener Realität über sich zum Ausdruck zu bringen, als es die objektive Situation erfordert. Erwartungen können so modifiziert werden und bieten den Patientinnen die Möglichkeit zur Darstellung ihrer Identität (vgl. Krappmann 1973). Identität ist ein logisches Konstrukt, das zunächst dem Sinn nach vollständige Übereinstimmung erfordert. Diese Forderung ist allerdings mit den widersprüchlichen Erfahrungen im Leben nicht vereinbar. Deshalb sollte unseres Erachtens die Identität oder das Selbst um das Kohärenzgefühl erweitert werden (vgl. Antonovsky 1993; Schmid 1998, S. 250ff.). „Kohärenz des Selbst" (Schmid 1998) bedeutet Bewegung, Veränderung, Selbstgestaltung und Zusammenfügung des Selbst. Dabei sind Widersprüche eingeschlossen, die das Individuum „ (...) in seiner Eigenart erkennbar machen" (Schmid 1998, S. 253) und ohne die es Subjektivität nicht gibt. Die Kunst, das Selbst an die Lebensbedingungen anzupassen, besteht darin, das Innen und Außen immer wieder so zusammenzufügen, dass eine gewisse, wenn auch labile Stabilität erreicht wird. Es handelt sich bei diesen Anpassungsbemühungen also um einen ständigen Balanceakt, dies gilt sowohl für die Beraterin als auch für die Patientinnen in der Interaktion.

5.1.3 Zum Begriff der Distanz

Georg Simmel entwickelte als erster eine Soziologie der Gefühle. Für ihn ist Distanz das Prinzip zur Erkenntnis und der Interpretation gesellschaftlicher Wirklichkeit (vgl. Luthe 1985, S. 21). Dies macht er an einem einfachen Beispiel deutlich.

> „Wenn wir einen räumlichen Gegenstand (zum Beispiel ein Gemälde, Anm. d. Verf.) in zwei Meter, in fünf, in zehn Meter Abstand vor uns sehen, so gibt das jedes Mal ein anders Bild, jedes Mal ein solches, das in seiner bestimmten Art und nur in dieser 'richtig' sein kann, und gerade innerhalb dieser auch Falschheiten Raum gewährt (...). So nun sehen wir, an einem gewissen Umfang menschlicher Existenz an eines 'nahe' herantretend, jedes Individuum in seinem genauen Sich-Abheben vom anderen; nehmen wir den Blickpunkt aber weiter, so verschwindet das Einzelne als solches und es entsteht das Bild einer 'Gesellschaft' mit eigenen Formen und Farben, mit der Möglichkeit, es zu erkennen, in keinem Fall aber geringer berechtigt als jenes, in dem die Teile sich gegeneinander absetzen. Der bestehende Unterschied ist nur der zwischen verschiedenen Erkenntnisabsichten, denen verschiedene Distanznahmen entsprechen" (Simmel 1917, zit. nach Luthe 1985, S. 18).

Nur dort, wo Nähe und Distanz in einer Situation zusammen kommen, kann nach Simmel das „richtige" Verhalten entstehen.

„Nur wo wir nahestehen, drinstehen, gleichstehen, haben wir die Kenntnis und das Verständnis; nur wo Distanz, die unmittelbare Berührung in jedem Sinn aufhebt, haben wir die Objektivität und den Überblick, die ebenso wie jene zum Urteilen nötig sind" (Simmel 1958, S. 40)

In Simmels entwickelter Struktur-Theorie des Ich, die einem Schichtenmodell ähnelt, liegt um jeden Menschen eine ideelle Sphäre, in die man nicht eindringen kann, ohne die Persönlichkeit des Menschen zu verletzten. Um diesen Ich-Kern legen sich der Leib, der Wille, die Größe und zuletzt das materielle Eigentum der Persönlichkeit.

Simmels Überlegungen zu Nähe und Distanz lassen sich auf die Beziehung im Beratungsprozess übertragen. Seine Entwicklung des Distanzbegriffes ist geeignet, um das Originäre bei der Beratung von chronisch kranken Menschen zu bestimmen. Die Medizin orientiert sich weiterhin überwiegend am naturwissenschaftlichen Paradigma. Sie tritt so nahe an die Individuen heran, dringt quasi durch diagnostische Prozesse in sie ein, dass der Blick für das Ganze menschlicher Existenz verschwindet. Der Körper wird zergliedert in einzelne organische Befunde. Er wird dadurch quantitativ fassbar. Jedoch werden die biografischen, alltagsbezogenen und damit auch emotionalen Auswirkungen der Krankheit auf die Betroffenen und ihre Angehörigen durch das Sehen in den Körper von der Wahrnehmung ausgeschlossen. Das Erleben der Menschen, ihre Erfahrungen und Ressourcen, zum Beispiel das Körperlauschen und die Berücksichtigung des Krankheitsrhythmus', werden als subjektive, nicht quantifizierbare Phänomene als sekundär betrachtet. Eine so auf das Objektivierbare - aufs Organische - fokussierte Nähe übersieht den Kontext. Sie lässt ein Fallverstehen nicht zu. Nur das allgemeine, wissenschaftliche Wissen wird angewendet, das Besondere des Falles nicht berücksichtigt. Eine chronisch Kranke formuliert dieses Gefühl, nur als Bündel von Laborwerten sichtbar zu werden, als Subjekt jedoch unsichtbar zu sein:

„Aber wenn man dann nach 5 Minuten - höchstens- nur zu hören kriegt, ja, das ist ein bisschen langsamer als normal und dies und jenes und so, das war es dann und tschüß. Dann sitzt man da und sagt sich, toll, das ist schlecht und das ist schlecht, das ist schlecht, wo ist eigentlich 'ne Richtung, wo man sich das überlegen könnte, wie geht's weiter in meinem Leben? (Hellige, 1998)

Die Pflege entwickelt eine ähnliche Perspektive, wenn sie mit Pflegediagnosen oder ATLs Patientinnen klassifiziert, vergleichbar, sichtbar macht. Gleichzeitig wird ihre Individualität hierdurch unsichtbar wird (vgl. auch Street 1992). Ein Pflegeassessment, das dem Beratungsprozess zugrunde liegt, geht also weit über die Zuordnung von Problemen zu den ATLs hinaus.

Distanz ist für pflegerische Beratungsarbeit dann wichtig, wenn der Fall im Sinne des hermeneutischen Fallverstehens in seiner Eigenlogik verstanden wurde, mit Hilfe von beruflichem Erfahrungswissen und wissenschaftlichen Wissensbeständen in seinem Kontext an den Linien des Verallgemeinerbaren angelehnt analysiert und systematisiert wird.

5.2 Fallverstehen

Grundsätzlich kann man davon ausgehen, dass der Fall je nach Profession unterschiedlich wahrgenommen wird.
- In der Medizin steht zum Beispiel die leibliche Befindlichkeit der Patientinnen im Mittelpunkt, Ziel ist die Heilung oder symptomatische Behandlung von körperlichem Leiden. In Anamnesen ist dann die Rede vom: Herzinfarkt, weiblich, 56 Jahre. Ob es sich dabei um eine Ratte oder einen Menschen handelt, ist nicht erkennbar.
- In der Psychoanalyse ist das Verhältnis von Analytikerin und Analysandin Ausgangspunkt der Fallarbeit, Ziel ist Heilung von seelischem Leid.
- Den Juristinnen geht es um Klärung von Rechtsansprüchen.

In der Pflege geht es um das Verstehen der Erfahrungen von Krankheitsbewältigung und der Auswirkungen der Krankheit auf Biografie, das soziale Umfeld, den Alltag. Das Verständnis des Fallverstehens hängt also vom Menschenbild der jeweiligen Metatheorie einer Profession ab.

Es existieren verschiedene Verfahren, einen Fall zu erheben und auszuwerten. In der Pflegeforschung arbeitet man bei qualitativen Studien mit Interviews oder/und Bobachtungen. Die Pflegeforschung will letztendlich aber durch Einzelfallanalysen allgemeine Aussagen fallübergreifend machen, um so im Oevermannschen Sinne wissenschaftliches Wissen zu verbreitern. Die praktizierende Pflegeberaterin nutzt ihre Wissensbestände, um den individuellen Fall ihren Kolleginnen „erklären" zu können. Zuvor muss sie ihn jedoch im Sinne des hermeneutischen Fallverstehens „verstanden" haben.

Der Fall kann verstanden werden aus der konkreten Lebenspraxis der Klientin. Damit sind bewusste und unbewusste Wünsche, Erwartungen, Absichten, Zielvorstellungen, Wertorientierungen, Motive, Vorlieben, Zwänge, Kultur, Geschlecht, Alter, kognitive, körperliche und emotionale Ressourcen, soziale Beziehungen, Fähigkeitspotenziale, Arbeitsvermögen etc. gemeint.

Der Begriff Hermeneutik kommt aus dem Griechischen und hat verschiedene Bedeutungsebenen: „... aussagen (ausdrücken), auslegen (erklären) und übersetzen (dolmetschen)" (Danner 1994, S. 31). Die Grundbedeutung kann auf das Verstehen zurückgeführt werden. Die Geschichte der Hermeneutik lässt ebenfalls verschiedene Bedeutungsebenen nachzeichnen. Eine philosophisch-historische, die sich mit der Textauslegung befasst, eine theologische, die sich damit befasst, wie die Bibeltexte zu verstehen sind und eine juristische Hermeneutik, die Gesetzestexte auf konkrete Fälle hin auslegt (vgl. Danner 1994, S. 33). Schleiermacher (1768-1834) entwickelte eine allgemeine Hermeneutik als Kunstlehre des Verstehens. Für ihn war sie mehr als bloße Hilfswissenschaft. Dilthey (1833-1911) sah in der Hermeneutik die zentrale Methode der Geisteswissenschaften. Für Gadamer (1900-2002) ist Verstehen können nicht technisierbar, nicht über Regeln lernbar. Die Verstehenserfahrung verbürgt eine Wahrheit jenseits der objektivierenden Wissenschaften. Verstehen heißt, an etwas teilhaben, dabei sein, das subjektive Moment ist impliziert. Verstehen heißt nicht herrschen. Verstehen vermittelt sich in Vergangenheit und Gegenwart und Verstehen heißt immer antworten, ist ein sprachliches Phänomen (vgl. Jank/Meyer 1994, S. 112 ff.). Daneben gibt es die von der Frankfurter Schule und Vertretern des kritischen Rationalismus entwickelte Bestimmung, die „objektive Hermeneutik", deren bekanntester Vertreter Oevermann ist. Sie versucht, „(...) empirische Forschung mit dem Objektivitätsanspruch naturwissenschaftlicher Verfahren) und hermeneutischer Methoden (mit dem immer auch subjektiv bestimmten Verstehen)" (Jank/Meyer 1994, S. 114) zu verknüpfen.

Verstehen heißt zunächst, bestimmten Zeichen, die man wahrnimmt, Sinn und Bedeutung zu verleihen. Verstehen ist ein Prozess, der in mehreren Schritten abläuft.

- Jeder Mensch geht mit einem gewissen Vorverständnis in eine Situation, oder auch mit gewissen Vor-Urteilen. Der Begriff Vor-Urteil ist hier nicht negativ gemeint. Vor-Urteile helfen, uns Sicherheit im Alltag zu geben. Wir wissen aus Studien, dass chronisch kranke Menschen zu Beginn ihrer Erkrankung oft einen hohen Informationsbedarf haben und in unserem Gesundheitswesen auf vielfältige Schnittstellenprobleme stoßen und stellen uns bei der Beratung darauf ein.
- Dieses Vorverständnis nehmen wir mit in eine neue Beratungssituation. Es kann durch ein Assessment in der Beratungssituation bestätigt, vertieft (zum Beispiel bezogen auf ein Krankheitsphänomen) oder widerlegt werden. Hierdurch hat sich unser Verständnis erweitert und in die nächste Situation, in der wir ein Gespräch mit einer chronisch Kranken in einer Situation führen, die uns zunächst ähnlich wie die vorherige erscheint, gehen wir mit einem erweiterten Vorverständnis. Durch dieses Vorgehen nähert man sich als Interpretin (Pflegeberaterin) spiralförmig, schrittweise einer „angemessenen Deutung der Zeichen" (Jank/Meyer 1994, S. 114). Man spricht deshalb auch von dem hermeneutischen Zirkel (Dilthey). Es handelt sich also um ein Hin und Her zwischen dem Verstehen des Falles im Besonderen und den allgemeinen Regeln, die einen Fall organisieren. Das Besondere des Falles lässt sich somit nur in der Differenz zum Allgemeinen wahrnehmen (vgl. Kade 1990, S. 119).

Bezogen auf das professionelle Handeln im Sinne Oevermanns, haben die Pflegeberaterinnen wissenschaftliche Wissensbestände und Expertenwissen aus Studium, Aus- und Weiterbildung. Sie haben ihr berufliches Erfahrungswissen und ihr Alltagswissen aus den eigenen Erfahrungen im Umgang mit (chronisch) Kranken, das sie in die Beratungssituation als Vorwissen einbringen. Durch das hermeneutische Fallverstehen werden sie ihr berufliches Erfahrungswissen erweitern. Falls sie forschend arbeiten und gezielt das Erleben und die Bewältigung von Krankheiten explorieren, tragen sie zur Erweiterung der wissenschaftlichen Wissensbestände der Pflege bei. Man kann also festhalten:

- Verstehen fußt auf einem Lebenszusammenhang, der bei Interpreten und Ausgelegtem zumindest teilweise gemeinsamen ist.
- Verstehen geht von einem Vorverständnis aus, klärt und differenziert dieses Vorverständnis zunehmend durch Auslegung.
- Verstehen schließt von Zeichen auf Bedeutungen, wobei Zeichen in den Kontext eines schon verstandenen Lebenszusammenhangs eingeordnet werden.

Zielke-Nadkarni betont, dass eine entscheidende Voraussetzung für das Verstehen ein gemeinsamer historisch und kulturell bedingter Erfahrungs- und Wissenshorizont ist. Da hier in der Interaktion mit Patientinnen nur eine vielleicht geringe Schnittmenge vorhanden sein kann, kann man davon ausgehen, dass auch das Verstehen Grenzen hat und es kein allgemein gültiges Verstehen gibt. Sie sieht deshalb in der hermeneutischen Methode ein sehr wichtiges Mittel, um Patientinnen gerecht zu werden (vgl. Zielke-Nadkarni 1998, S. 15). In Anlehnung an Dilthey unterscheidet sie elementares und höheres Verstehen. Sie macht an folgendem Beispiel deutlich, wie diese Verstehensformen im Umgang mit kranken Menschen zum Verstehen einer Situation beitragen.

Verlässt eine demente Patientin im Schlafanzug die Klinik, ist nicht erkennbar, warum sie das tut. Unser Vorverständnis (kultureller Hintergrund) sagt uns jedoch, dass diese Kleidung nicht für Spaziergänge draußen gedacht ist. Das elementare Verstehen sagt uns, dass irgendetwas nicht in Ordnung mit dem Menschen ist, der im Schlafanzug auf die Straße läuft. Das höhere Verstehen basiert auf dem Wissen um das Krankheitsbild Alzheimer und seine daraus erwachsenden Pflegephänomene unter Berücksichtigung der Lebensumstände der Patientinnen. Das Verstehen von Situationen bzw. Fällen ist

somit an den Kontext gebunden. Fallverstehen ist prozesshaftes Verstehen, das sich kontinuierlich weiter entwickelt. Am Fall lernt man
- die Deutungsmöglichkeiten einer Handlungssituation zu reflektieren und Handlungsoptionen zu erkennen,
- die Notwendigkeit des Wissens von der Welt in seiner Bedeutung für Lebens- und Umgangsformen zu verstehen und zu erweitern,
- die Selbsterfahrung als Voraussetzung professioneller Tätigkeit anzustreben, da diese nur durch die Arbeit an den wechselseitigen Fremdheiten möglich ist (vgl. Kade 1990, S. 123),
- den Fall als Vergleichsobjekt zu Fällen ähnlicher Art wahrzunehmen oder als Kontrastfall zu erkennen und
- die gesellschaftlichen Strukturen, die Einkörperung gesellschaftlicher Normen, Werte, Zwänge zu reflektieren und subjektgebunden zu rekonstruieren.

Vor diesem Hintergrund ist der Fall als Fall mit seinen Krankheitsdefinitionen, Normen von Gesundheit, Leistungsfähigkeit, Verständnis von medizinischer Behandlung, pflegerischer Sorge etc. erkennbar. Richtiges Handeln im pflegerischen Beratungsprozess ist also nicht ausschließlich aus der Theorie ableitbar. Hinzukommen muss ein Handlungswissen als perspektivisches Wissen, das auf konkrete Situationen bezogen ist.

„Nur in der Verknüpfung eines situationsbezogenen Handlungswissens, das dem partikularen Fallverstehen angemessen ist, mit einem universalistischen Regeln folgenden Theoriewissen, das die Fallbehandlung gegenüber anderen begründen erlaubt, ist professionelles Handeln zugleich wirksam und objektivierbar" (Kade 1990, S. 50)

Professionelle Beratungskompetenz setzt somit die zwei Qualifizierungsprozesse der wissenschaftlichen Kompetenz und der hermeneutischen Kompetenz zum Verstehen eines Falls als Fall voraus. Für die Interaktion in der Beratungssituation bedeutet das:
- ein Arbeiten ohne Netz mit dem sich Einlassen auf die Patientin und ihre Lebenswelt unter Zuhilfenahme eigener Erfahrungen und des Eigenerlebens,

- ein vorläufiges Zurückstellen wissenschaftlicher Wissensbestände. Die Vor-Urteile sollen bewusst werden, aber nicht die Wahrnehmung dominierend steuern,
- eine Unabdingbarkeit für die Offenheit gegenüber dem Befremdlichen,
- eine Vertrauensbeziehung als Basis, um gemeinsam mit der zu Beratenden Deutungen auszutauschen und zu interpretieren,
- der zu Beratenden das Gefühl zu vermittelt, dass keine Wertung des Gesagten erfolgt, dass alles Gesagte seine Berechtigung hat,
- bei festgestellten Differenzen in den Sichtweisen und bei Missverständnissen die Perspektive des Gegenüber zu übernehmen und
- nicht bewertend auf eine Situationsbeschreibung zu reagieren und nicht zu kritisieren (angelehnt an Kade 1990, S. 116 ff.).

Es geht darum, den Fall in der Sprache des Falles nachvollziehend zu verstehen, ihn in seiner Eigenlogik wahrzunehmen. Menschen versuchen ihrem Leben einen Sinn zu geben, Vergangenheit, Gegenwart und Zukunft in einen logischen Zusammenhang zu stellen (Kohärenzgefühl). Es ist Aufgabe der Beraterin, dieser inneren Logik des Falles auf die Spur zu kommen. Dabei ist Verstehen kein einmaliges Ereignis, sondern vollzieht sich in einem Annäherungsprozess, der Nähe zulassen muss. Wird das Besondere des Falles anschließend für den Diskurs mit anderen Professionellen dargestellt bzw. zur Begründung des Beratungshandelns auf Basis der allgemeinen wissenschaftlichen und beruflichen Erfahrungswissensbeständen eruiert, ist wiederum Distanz notwendig, um den Fall in seinem Kontext zu analysieren und zu systematisieren.

Die möglichen Probleme von Patientinnen, die sich einem unmittelbaren Verstehen - vorrangig im Bereich der Problemlösefelder Deutung und Klärung (Sander 1999) - verschließen, die Patientinnen unter Umständen selber gar nicht oder noch nicht verbalisieren können, werden an „den Bruchlinien des Sinns" (Kade 1990, S. 121) deutlich:
- An unvereinbaren Aussagen oder Handlungen, die auf Unentschiedenheit hindeuten können, an fehlender Entscheidungsfähigkeit oder Spielräumen, wie beispielsweise bei pflegenden Angehörigen, die

zum einen Belastungsgrenzen formulieren und zum anderen entschieden eine Unterstützung durch Professionelle ablehnen. Diese Aussagen können an einem Informationsdefizit liegen oder aber auch an Vor-Urteilen gegenüber professioneller Hilfe, wenn diese schon einmal als entmündigend erlebt wurde.
- Eingeschränkte Wahrnehmungen zeigen sich oft an Leerstellen in Gesprächen. Diese Blindstellen der Wahrnehmung können Abwehrmechanismen der Verleugnung oder Verdrängung sein. Dies kann der Fall sein, wenn eine pflegende Angehörige Belastung nicht thematisiert, weil es in ihrem Kulturkreis ein Tabu ist, die Pflege von Angehörigen zum Beispiel als selbstverständliche Aufgabe angenommen wird.
- Eingeschränkte Handlungsstrategien können sich in dem Ausweichen vor zu erwartenden Handlungen äußern oder in einem der Situation nicht angemessenen Handeln. Dies kann zum Beispiel der Fall sein, wenn eine Patientin mit einem Mamakarzinom der Familie gegenüber nicht thematisiert, dass sie bestimmte Aufgaben bei der Familien- und Alltagsarbeit abgeben möchte, da sie ihr Selbst- und Körperkonzept zerstört fühlt und biografische Arbeit leisten will, aber nicht die Kraft hat dies anzusprechen. Nach der Deutung und Klärung könnte zum Beispiel ausgehandelt werden, dass die Pflegekraft im Sinne der Advocacyfunktion (als Insiderin und Expertin) diese Aufgabe zunächst übernimmt, bis die Patientin soweit stabilisiert ist, dass sie die Aushandlungsarbeit in der Familie wieder selbst gestalten kann (angelehnt an Kade 1990, S. 121).

5.3 Empowerment: Stärkung der Patienten als Beratungshaltung

Obgleich eine Theorie der pflegerischen Beratungsbeziehung noch aussteht, kann an dieser Stelle doch darauf hingewiesen werden, dass die Entwicklung der hier ausgeführten Begriffe in einer Weiterführung durch das Empowermentkonzept für die Theorieentwicklung sinnvoll ist. Aus diesem

Grunde werden die wichtigsten Aspekte des Empowerments dargestellt und seine Bedeutung für pflegerisches Beratungshandeln erarbeitet.

5.3.1 Das Konzept des Empowerments

Das Konzept des Empowerments sollte neben der gesundheitsfördernden und salutogenetischen Orientierung die Haltung der Pflegenden im Pflegeberatungsprozess mitbestimmen, da es die Selbstbestimmung und die Stärken der Menschen in den Mittelpunkt stellt. Der Begriff kommt aus der amerikanischen Bürgerrechtsbewegung und wurde von Rappaport, einem amerikanischen Psychologen, für lebensweltorientierte Gemeindearbeit genutzt. Rappaport kritisierte die so genannten Bedüfnismodelle der Sozialarbeit, die seines Erachtens die Betroffenen infantilisierten und sie bar jeder Fähigkeit zur Selbstsorge darstellten. Die soziale Reformpolitik in USA zwischen 1900 und 1965 war geprägt vom Modell der bürgerlichen Kleinfamilie. Helfende Berufe kämpften an vorderster "Front" bei der Versorgung der Armen, der Behinderten, der psychisch Kranken. Wer in Not war, wurde wie ein Kind behandelt. In dieser Zeit feierte auch der Behaviorismus seine hohe Zeit. Man ging davon aus, dass man nur genug Verhaltensmuster trainieren, eintrichtern musste, dann würden sich die Menschen schon ändern. Rappaport kritisierte neben der Bedürfnisperspektive aber auch die Rechteperspektive, die seines Erachtens ebenfalls einseitig ausgerichtet war.

Bezogen auf die Pflege kann bei der Betonung der Bedürfnisperspektive die Gefahr bestehen, alte Menschen nur als "Risikogruppe" oder auf Basis von Defizitmodellen wahrzunehmen. Eine einseitige Rechteperspektive kann dazu führen, dass aktivierende Pflege auch im Sterbeprozess bis zur letzten Stunde durchgeführt wird. Multimorbide, hochaltrige Patientinnen im Sterbeprozess werden noch ins Krankenhaus verlegt, um ihnen alles technisch Machbare der Hochleistungsmedizin zukommen zu lassen. Rappaport plädierte deshalb für das sozialpolitische Konzept des "empowerments".

> "Unter empowerment verstehe ich, dass es unser Ziel sein sollte, für Menschen die Möglichkeiten zu erweitern, ihr Leben selbst zu bestimmen" (Rappaport 1985, S. 269).

Empowerment betrachtet die Menschen als vollständige Wesen. Es kann Sensibilität für Handlungsnotwendigkeiten und Widersprüchlichkeiten schaffen, lässt divergente, dialektische statt konvergente Lösungen zu. In den USA entwickelte sich der Empowermentansatz durch den Bezug auf die Alma Ata Deklaration von 1977. In diesem Dokument wurde Gesundheit als ein Ergebnis sozialer Beurteilung bezeichnet, nicht nur als menschliches Recht, sondern als Partizipation bei der Planung und Implementation von Gesundheitspflege. In den folgenden Jahren wurde Empowerment institutionalisiert als zentrale Ideologie der „new public health". Diese Auffassung ist ähnlich der Definition von Gesundheitsförderung wie sie die Ottawa Charta formuliert hat. Es geht darum, dass Menschen befähigt werden, die Kontrolle über ihre Gesundheit und ihre Verbesserung von Gesundheit zu erlangen. Im Kontrast zur umfangreichen Literatur zum Thema Empowerment und zur Dominanz des Empowerments im Diskurs des public health steht die bisher sehr begrenzte Forschung zu diesem Thema. Im Folgenden soll deshalb die Studie von Falk-Rafael (2001) ausführlicher skizziert werden, da die Ergebnisse als Leitlinie für die empowernde Haltung im pflegerischen Beratungsprozess genutzt werden können.

5.3.2 Förderung von Patientenempowerment durch Pflegende

Falk-Rafael befragte in einer qualitativen Studie Patientinnen und Pflegende, was für sie Empowerment kennzeichnet. Ihre Narrationen wurden zur Bildung eines Modells genutzt, das Empowerment als einen Prozess der Bewusstseinsentwicklung beschreibt, in dem sich Wahrnehmung, Wissen und Fähigkeiten entwickeln, und zwar auf beiden Seiten, auf Seiten der Patientinnen und Angehörigen und auf Seiten der Pflegenden. Das Modell entstand somit durch Abbildung einer gelungenen Pflegepraxis. Die zentralen Fragen der Studie lauteten:
- Was verstehen Pflegekräfte unter Empowerment?
- Welche Strategien nutzen sie, um Individuen, Gruppen, die Kommune zu empowern?
- Was sind die Outcomes?
- Welche Erfahrungen haben Patientinnen mit Pflegekräften, die sie als empowernd erleben? (vgl. Falk-Rafael 2001, S. 2).

Beim methodischen Vorgehen wurden mit neun Focus Groups (Pflegende) aus verschiedenen Regionen von Ontario (Stadt/Land) drei zweistündige von Forscherinnen unterstützte Sitzungen in jeder Gruppe durchgeführt (5-9 Teilnehmerinnen). Die Forscherinnen nutzten die Nominal Group Technik. Jede Pflegekraft entwickelte zunächst eigene Ideen, was für sie Empowerment beinhaltete. Die Ergebnisse wurden auf Flip-Charts protokolliert, geordnet, redundante Begriffe wurden gestrichen, und es fand ein Ranking statt. Anschließend wurden sechs Klientinnen der Pflegekräfte befragt, die sich empowert fühlten. Die Ergebnisse der Studie sind:

- Die Pflegekräfte definierten Empowerment als aktiven, internalen Prozess des Wachstums. Er wurzelt in den kulturellen, religiösen, personellen Glaubenssystemen und es wird dadurch erreicht, das aktuelle Potenzial zu nutzen. Empowerment steht in engen Zusammenhang mit einer gelungenen Pflegebeziehung.
- Die Pflegenden können den Empowermentprozess nur unterstützen, nicht empowernd kreieren. Die befragten Pflegekräfte sahen Empowerment aber als Verantwortungsbereich der Pflege an, da es sich um ein Thema von sozialer Gerechtigkeit und Gleichheit handele.

Durch das Empowerment kommt es zu einer zunehmenden Bewusstheit auf drei Ebenen:
- Bewusstheit über die eigenen Stärken wie Begrenzungen,
- Bewusstheit über das Recht, die personalen und familiären Gesundheitsvorstellungen bei der Entscheidungsfindung über den Prozess der Pflege einzubringen und
- eigenes Wissen über die sozialen und politischen Zusammenhänge der gesundheitlichen Versorgung.

Im Zusammenhang mit dem wachsenden Bewusstsein steht eine Zunahme von Wissen und Fähigkeiten, die es ermöglicht, Entscheidungen zu treffen und Erfolge im Erreichen von Zielsetzungen zu erleben. An dieser Stelle wird der Zusammenhang mit dem Kohärenzgefühl deutlich (Verstehen, Bewältigen, Sinnhaftigkeit). Auch wenn Empowerment als internaler Prozess beginnt, ergeben sich sogenannte „ripple effects" (Welleneffekte), die positiv die Familienmitglieder und andere Betroffene beeinflussen. Diese Effekte wirken sich auch auf die Pflegenden aus, die durch ihr Empowerment selbst empowert werden. Es entsteht ein reziproker Prozess, da ein Outcome des Empowerments das Empowern der Pflegenden ist.

Pflegende betonten, dass ihr Empowerment klientinnenzentriert war. Dies beinhaltet für sie, die Patientinnen dort zu treffen, wo sie sich befinden, auf ihrem Level zu kommunizieren und den Plänen der Patientinnen zu folgen. Diese Art der Beziehungsgestaltung hat logistische Implikationen. Sie erfordert Flexibilität von Seiten der Pflegenden, auch zeitlich. Die Patientinnen wiederum betonen die Bedeutung dieser Flexibilität. In der Untersuchung konnten vier das Empowerment erleichternde Kategorien herausgearbeitet werden. Die Kategorien Beziehungsaufbau, Advocacy, Wissens- und Fähigkeitsentwicklung sowie Kapazitätsentwicklung werden im Folgenden vertiefend ausgeführt. Die am wichtigsten erachtete Kategorie ist der Aufbau einer vertrauensvollen Beziehung.

Zum Beziehungsaufbau
Basis der Entwicklung von Vertrauen ist gegenseitiger Respekt. Die Pflegenden beschrieben dies als ein Assistieren bei den zu identifizierenden Gesundheitszielen und als ein Aushandeln mit den Patientinnen, welche Rolle jede Akteurin spielt. Wenn Patientinnen in einem schlechten physischen und psychischen Zustand waren, erleichterte es sie, wenn die Pflegenden mehr Leistungen übernahmen. Sobald Patientinnen an Stärke und Zutrauen gewannen, wünschten sie mehr Selbstverantwortung. Pflegende identifizierten als zentrale Kriterien einer Vertrauensentwicklung Respekt, Erhalten der Würde, Empathie, nicht bewerten, richten, entwickeln von sicherer Umgebung, Authentizität, Zugeben können und nicht alles (besser) zu wissen, aber sich um Informationen zu bemühen und um Kontinuität in der Beziehung. Patientinnen beschrieben diesen Vertrauensaufbau, wenn sie spürten, dass Pflegende Sicherheit und Zuversicht vermittelten, wenn sie nicht urteilten und wenn sie es zuließen, dass Patientinnen eigene Wege entwickelten.

Zu Advocacy - Die anwaltschaftliche Funktion der Pflegenden
Im Kontext von Respekt und einem klientinnenzentrierten Ansatz erlebten Patientinnen die Anwaltschaft als empowernd. Dieses traf jedoch nur zu,

wenn sie von den Pflegenden als von vorübergehender Natur akzeptiert wurde, das heißt, wenn sie von Respekt getragen war und die ausgehandelten Aufgaben berücksichtigt wurden. Dieses konnte beispielsweise dadurch geschehen, dass Pflegende ihre Position nutzten, um Konflikte mit anderen Professionellen zu bearbeiteten, wenn Patientinnen sich selbst dazu nicht in der Lage fühlten. Patientinnen erlebten Advocay in folgenden Situationen als empowernd: im Umgang mit Behörden, beim Arrangieren von Haushaltshilfen, bei Kontakten zu Ärztinnen, wenn Pflegende Informationen über Ärztinnen beschafften, bei mentalen Problemen durch Unterstützung im Gespräch mit Ärztinnen (Fragen stellvertretend stellen), bei der Assistenz von festzulegenden Gesundheitszielen, bei der Wahrung von Schutzbedürfnissen der Kranken gegenüber ihren Angehörigen und als Vermittlerin von Schutzbedürfnissen.

Zu Wissens- und Fähigkeitsentwicklung
Informationen sind wichtig, um darauf basierend Entscheidungen treffen zu können. Pflegende nutzen verschiedene Strategien der Beratung in unterschiedlichen Bereichen:
- Sie führten Informationsgespräche und besorgten geschriebene Informationen.
- Sie praktizierten Rollenmodellierung im Sinne von Handlungsorientierung.
- Sie schafften Sicherheit vermittelnde Situationen, in denen neue Fähigkeiten erprobt werden konnten.

Patientinnen erlebten Beratung zur Wissens- und Fähigkeitsentwicklung dann als hilfreich, wenn sie mit neuen Situationen konfrontiert waren, in denen das Wissen, das Verstehen oder die Handlungsmöglichkeiten als begrenzt erlebt wurden. Einige Patientinnen konnten eher Hilfe annehmen, die an ihren praktischen Fähigkeiten ansetzte. Patientinnen sprachen über die Bedeutung von Unterstützung und positiver Verstärkung zur Selbstversicherung und um sich besser fühlen können. Sie lernten hierdurch, sich gegenüber anderen durchsetzen zu können (Familie, Professionelle, Kommune).

Zur Persönlichkeitsentwicklung (Capacity building)
Hierunter wird verstanden, den Patientinnen zu helfen, ihre eigenen Ziele, Ressourcen und Kompetenzen zu identifizieren. Aus pflegerischer Perspektive wurde zur Entwicklung dieser Fähigkeit folgendes benannt: das reflektierende Zuhören, das empathische Einlassen, die Fokussierung auf Stärken, um die Selbst-Exploration unterstützen und somit realistische Einschätzungen treffen zu können. Ein ausführliches Assessment mit einem hohen Anteil an Narrationen kann Patientinnen helfen, Entscheidungen zu treffen. Erwartungen über die Vorstellungen der Bewältigbarkeit von Aktionen und Entscheidungen sollten kommuniziert werden (vgl. Falk-Rafael 2001, S. 3 ff.). Mit den Ergebnissen dieser Studie ließen sich drei Kategorien des Empowerment aus der Perspektive der Pflegenden explorieren, die unseres Erachtens eng mit dem Kohärenzgefühl nach Antonovsky verbunden sind. Ebenso drängen sich die Ebenen nach den von Sander (1999) formulierten Problemfeldern auf.

1. **Veränderungen des Selbst:** Die Veränderungen des Selbst beinhalteten mehr Selbstsicherheit und Selbstbewusstheit, um die eigene Haltung zu finden und ihr volles Potenzial zu entwickeln; mehr Kreativität, Energie und einen erhöhten Willen zum Risiko.
2. **Veränderungen in den Beziehungen zu anderen:** Die Patientinnen entwickelten ein gesundes statt ein blindes Vertrauen in Professionelle. Sie übernahmen mehr Selbstverantwortung, und die Beziehungen zu den Professionellen entwickelten sich eher partnerschaftlich.
3. **Veränderungen im Verhalten:** Die Patientinnen waren in der Lage, vermehrt gesundheitsfördernde Entscheidungen für sich und die Familie zu treffen. Mit zunehmendem Wissen fällten sie adäquatere Entscheidungen und entwickelten weitere Bewältigungsfähigkeiten. Sie waren in der Lage, besser ihre Selbstanwaltschaft (auch politisch) zu vertreten. Die Aktivitäten wurden zielorientierter und prospektiver ausgerichtet und damit weniger reaktiv.

Die befragten Patientinnen zeigten eine ähnliche Perspektive. Sie fühlten sich fähig, Gefühle und Gedanken auszudrücken, sie erlebten sich als durchsetzungsfähiger und betonten eine größere Konfliktbereitschaft und sie entwickelten eine positivere Perspektive auf Situationen. Die Kommunikation mit den Pflegenden förderte das Wachstum und die Fähigkeit, eigene Gefühle zu akzeptieren, sie waren in der Lage, selbst initiativ werden (vgl. Falk-Rafael 2001, S. 10 ff.).

Für die Haltung im Beratungsprozess sind diese Ergebnisse außerordentlich hilfreich, da sie die Beziehungsgestaltung selbst konkretisieren und sich schlüssig mit den vorangestellten handlungstheoretischen Grundlagen verbinden lassen. Das Konzept des Empowerments verweist zum einen auf die innere Haltung der Pflegenden. Zum anderen sollte jedoch auch die Wahrnehmung der eigenen äußeren Erscheinung im Pflegeberatungsprozess berücksichtigt werden. Die Verbindung der inneren und der äußeren Haltung im empowernden Pflegeberatungsprozess umfasst auch Kleidung, Gestik, Mimik, Sprache. Sie sind „Arbeitsmittel" der Professionellen und beeinflussen die Gestaltung des Empowermentprozesses. Müller (1990), auf den sich Stark (1996) bezieht, bezeichnet das „Rumpelstilzchen-Syndrom" als bei Professionellen im Sozial- und Gesundheitswesen häufig anzutreffendes Syndrom.

„Ich behaupte – und nehme dabei die provozierende Überspitzung in Kauf –, wir verwenden unsere Person und unseren Körper als entscheidendes Medium, mit dem wir Absichten und Themen transportieren, auf eine sehr sorglose Weise. Wir kleiden uns schlampig, wir sprechen nicht deutlich und verständlich, sondern nuscheln vor uns hin. Viele von uns sehen sich außerstande, ihre Stimme über Zimmerlautstärke hinaus zu erheben. Wir machen immer dasselbe Gesicht, immer dieselben Bewegungen mit den ungepflegten Händen...Wir sind halt so, wie wir sind, und unsere Klienten müssen sich damit abfinden. Dafür steckt - und jetzt kommt die Botschaft des 'Rumpelstilzchen- Syndroms'- dafür steckt hinter dieser unansehnlichen Schale (so meinen wir) ein überaus wertvoller Kern. Sie sind doch selber schuld, wenn sie diesen Schatz nicht wahrnehmen und das in ihm enthaltene Potential nicht für ihre Zwecke nutzen." (Müller 1990, zit. n. Stark 1996, S. 183).

Pflegeberaterinnen sollten sich ihrer äußeren Wirkung bewusst sein. Sie können als Beraterin nicht überzeugend Stärkepotenziale bei Patientinnen fördern wollen, wenn sie selbst über keine Ausstrahlung dessen verfügen, was sie im Beratungsprozess an Potenzialen bei Patientinnen fördern möchten.

5.3.3 Empowern in der pflegerischen Beratungsbeziehung

Neben der empowernden Haltung im pflegerischen Beratungsprozess muss berücksichtigt werden, dass die Krankheitsbewältigung ein prozesshaftes Geschehen ist. Dieser Prozess sollte neben den Phasen der Pflege- und Krankheitsverlaufskurve bei der Gestaltung der pflegerischen Beratungsbeziehung unbedingt berücksichtigt werden. Zu Beginn der Krankheitsverlaufskurve sind chronisch Kranke und ihre Angehörigen oftmals „Novizinnen". Dass heißt sie verfügen nur über wenig Wissen zur Krankheit und haben oft nur vage Vorstellungen über die Auswirkungen auf die Arbeitslinien Alltag und die Biografie entwickelt. Sie sind oft ganz auf die Symptome und die Krankheitsarbeit konzentriert, also die diagnostischen und medikamentösen Strategien. Im Verlauf der Krankheitsverlaufskurve lernen sie durch Erfahrung, durch Aneignung von Wissen und durch erfolgreich erlebte Bewältigungsstrategien und sind offener für Reflektionen über die biografischen Konsequenzen und die Neugestaltung des Alltages. Das bedeutet, dass der Beratungsprozess der jeweiligen Phase des Entwicklungsprozesses angepasst werden sollte, um Über- und Unterforderungen zu vermeiden. Im Folgenden sollen die Ergebnisse einer qualitativen Studie von Lamb und Stempel (2000) skizziert werden, die für die phasenhafte Beratungsprozessgestaltung genutzt werden können. Lamb und Stempel haben zwar die gelungene Beziehungsgestaltung in einem pflegerischen Case Managementmodell untersucht. Da Case Management eine der Zukunftsaufgaben der Pflege ist und Beratung impliziert, sind die Ergebnisse durchaus auf den pflegerischen Beratungsprozess übertragbar.

Lamb und Stempel stellten in ihrer Studie fest, dass aus der Erlebensperspektive der Patientinnen ein gelungenes Case Management drei Phasen durchläuft, in denen die Professionellen jeweils verschiedene Funktionen einnehmen. Die Ergebnisse lassen sich mit der Fähigkeitsentwicklung im Sinne des Empowerments aus der Studie von Falk-Rafael und dem salutogenetischen Grundverständnis in Übereinstimmung bringen. Ebenso können sie auch mit dem Beratungsansatz nach Sander verknüpft werden. Die Phasen sind ebenso als „Subphasen" bei der Arbeit mit dem Pflege- und Krankheitsverlaufskurvenansatz zu berücksichtigen. Je nach Zeitpunkt des Erstkontaktes sollte von der Pflegeberaterin berücksichtigt werden, dass der Beziehungsaufbau grundlegend ist zur gemeinsamen Arbeit an der Pflege- und Krankheitsverlaufskurve.

1. Phase: Bonding

Hier geht es um die Beziehungsherstellung. Die Pflegende sollte zwei Rollen erfüllen. Sie sollte einerseits die Expertin und andererseits die Insiderin sein. In der Insiderinnnenrolle geht es darum, die Klientinnen als Individuen wahrzunehmen, für sie da zu sein, sich zu sorgen, sich zu kümmern. Wichtig ist es, zuhören zu können und die Klientinnen zu bestätigen. In der Expertinnenrolle geht es darum, den Klientinnen das Gefühl zu geben, das „(...) Geschäft zu verstehen" (Lamb/Stempel 2000, S. 167), Hilfe zu geben beim Strukturieren und auch Konfrontieren. Zudem ist es wichtig, in dieser Phase Advocacyfunktionen (vgl. Falk-Rafael 2001) für die Klientinnen wahrzunehmen. In Verknüpfung zu den vorgestellten handlungstheoretischen Grundlagen bedeutet dieses, dass zur Entwicklung realistischer Projektionen über die potenziellen Möglichkeiten der Entwicklung der Pflege- und Krankheitsverlaufskurve (Corbin/Strauss) die Patientinnen zuvörderst Basisinformationen benötigen. Im Sinne der Entwicklung des Kohärenzgefühles ist das Informieren ebenfalls Basis für das nachfolgende Verstehen. Bezogen auf Sander geht es darum, erst einmal sachliche Informationen zu geben, um überhaupt eine erste Orientierung über die Krankheit und den potenziellen Verlauf zu erhalten. In dieser Phase ist es nach Falk-Rafael auch wichtig, das Vertrauen aufzubauen und Advocacyfunktionen zu übernehmen.

2. Phase: Working

Die Arbeitsbeziehung entwickelt sich durch Identifizierung und die zunehmende Möglichkeit eigene Einstellungen und Verhaltensweisen reflektieren zu können. Die Klientinnen wünschen das Erleben von Kontinuität und Zuverlässigkeit, da es ihnen Sicherheit gibt. Sie können so anfangen, Neues zu denken und sich stärker zu fühlen. Sie lernen, sich auf Risiken einzulassen und Verantwortung zu übernehmen. In Verknüpfung zu den vorgestellten handlungstheoretischen Grundlagen bedeutet dieses, dass die Patientinnen nun mehr über die potenziellen Möglichkeiten der Verlaufskurvenentwicklung wissen. Sie können Fragen formulieren in Bezug auf die Konsequenzen für ihren Alltag und die Biografie (Corbin/Strauss). Sie wissen mehr über ihre Stärken und Schwächen und können Vorstellungen über ihre Gesundheitsziele entwickeln (Salutogenese). Hier ließen sich auch die Kapazitätsentwicklung und die Entwicklung von Wissen und Fähigkeiten als empowernde Elemente nach Falk-Rafael platzieren. Bezogen auf das Beratungsmodell von Sander ginge es hier vorrangig um die Deutung und Klärung, aber auch die Handlung, im Sinne von Probehandeln und Rollenmodellierung.

3. Phase: Changing
In dieser Phase können Veränderungen eingeleitet werden. Es geht um das Ändern von Verhaltensweisen und Einstellungen. Die Klientinnen lernen, etwas für sich zu tun und dauerhafte Hilfe zu akzeptieren. Viele Klientinnen erreichen es in dieser Phase selbst Insider-Expertinnen zu werden. In Verknüpfung zu den vorgestellten handlungstheoretischen Grundlagen bedeutet dieses, dass Biografie und Alltag nun sukzessive selbstständiger und selbstverständlicher an die Bedarfe der Krankheitsverlaufskurve angepasst werden, da Wissen und Fähigkeiten weiter entwickelt werden konnten. Die Krankheit ist in den Alltag integriert und Normalität lässt sich auf neuem Niveau leben. Die Arbeitsbeziehungen sind verlässlich ausgehandelt, um solange wie möglich eine stabile Phase zu halten (Strauss/Corbin). Wohlbefinden lässt sich regelmäßiger erreichen, da positive Kontrollerfahrungen, Beziehungserfahrungen und selbstwerterhöhende Erfahrungen gemacht werden (Salutogenese). In dieser Phase erleben die Patienten nach Falk-Rafael dass sie ihr Selbst, ihre Beziehungen zu anderen und ihr Verhalten verändert haben. Bei Sander entspräche diese Phase dem Lösungsangebot der Handlung und Bewältigung.

Abschließend sollen in dem nachfolgenden Schaubild die Elemente der kooperativen Pflegeberatung veranschaulicht werden.

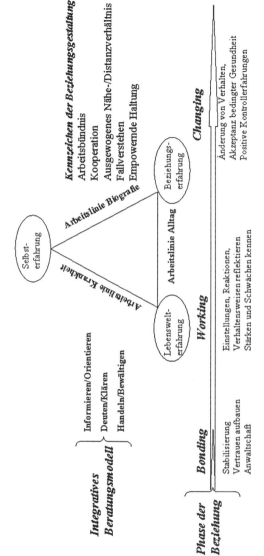

Abb. 20: Kooperatives Pflegeberatungsmodell
Quelle: Eigene Zusammenstellung

6. Forschungs- und Entwicklungsbedarfe

Mit dem vorgelegten pflegerischen Beratungskonzept ist zunächst ein allgemeines Konzept der Pflegeberatung aufgezeigt worden. Wie im Folgenden noch verdeutlicht wird, liegt der weitere Forschungs- und Entwicklungsbedarf in den darauf aufbauenden spezifischen Pflegeberatungskonzepten.

Zunächst jedoch werden die wesentlichen Merkmale der kooperativen Pflegeberatung noch einmal skizziert:
1. Ausloten von Möglichkeiten der Zusammenarbeit zu Beginn des Beratungsprozesses (Kapitel 1),
2. Der wissenschaftliche Begründungszusammenhang der kooperativen Pflegeberatung basiert auf theoretischen Modellen, die gezielt
   - Chronikerinnen und ihre Angehörigen in der Bewältigung der chronischen Erkrankung unterstützen (Kapitel 2.1),
   - Handlungsfelder und Handlungswege zu einer Gesundheitsförderung erkennen, erweitern und gestalten, die auch Entspannung und Genuss umfassen (Kapitel 2.2) und
   - den Beratungsbedarf nach Information und Orientierung, Deutung und Klärung sowie Handlung und Bewältigung systematisieren (Kapitel 2.3).
3. Die kooperative Pflegeberatung kann sowohl als halbformalisierte Beratung im Pflegeprozess (Kapitel 3) als auch als formalisierte Beratung eingesetzt werden.
4. Die Beratungsbedürfnisse und Beratungsbedarfe werden auf der Basis von Narrationen eruiert und in eine gemeinsame Planung umgesetzt (Kapitel 4).
5. Die Beratungsbeziehung ist als kooperative Beziehung zu gestalten. Sie fördert die Verantwortung und Selbstbestimmung und ist durch eine Beratungshaltung geprägt, die verstehend die Lebenspraxis der Betroffenen erschließt und zum Ausgangpunkt des Beratungshandelns macht (Kapitel 5).

Dieses Konzept gilt es nun in der Lehre und Praxis anzuwenden, zu erproben und zu evaluieren. In der Lehre kann das Konzept zur Qualifizierung jener Studierenden eingesetzt werden, die im späteren Praxisfeld Pflegeberatung als eine Interventionsstrategie zum verbesserten Selbstmanagement bei chronisch Erkrankten anwenden. In der Praxis können geschulte Pflegende den Beratungsbedarf im Pflegeprozess abbilden und befriedigen (siehe Kapitel 3).

Darüber hinaus bestehen aber noch weitere Forschungs- und Entwicklungsaufgaben, die im Folgenden kurz angerissen werden sollen:
- Prävention und Gesundheitsförderung werden im pflegerischen Handeln und in der Pflegeberatung zukünftig eine wesentlich bedeutsamere Rolle als bisher einnehmen. Dabei wird es darauf ankommen, die Pflegeberatung einerseits als Kompetenzförderung für eine zu stärkende Nutzerhaltung (Schaeffer 2004) zu gestalten. Anderseits sollten in der Beratung der phasenhafte Krankheitsverlauf und das Selbstmanagement gezielt an der Alltagsbewältigung und Förderung des Wohlbefindens orientiert sein. Für die Pflegeberatung in der Primär-, Sekundär- und Tertiärprävention sind settingbezogene Beratungskonzepte zu entwickeln (vgl. Hasseler 2006).
- Pflegerische Beratungsbedarfe müssen die Phasen der Pflege- und Krankheitsverlaufskurve berücksichtigen. Dabei ist davon auszugehen, dass die Pflegephänomene und die Beratungsbedarfe bei den unterschiedlichen Krankheiten differieren. Menschen mit Diabetes, Parkinson, Multipler Sklerose, Schlaganfall erleben aufgrund ihrer Erkrankungen unterschiedliche Symptomauswirkungen auf ihren Alltag und ihre Biografie. Zielgruppenbezogene Beratungsbedarfe sind zu ermitteln und konzeptionell aufzubereiten.
- Beratung ist immer auch kontextgebunden. Für die pflegerische Beratung bedeutet das unter anderem, die kulturspezifischen Besonderheiten zu erkennen und den Beratungsprozess entsprechend kultursensibel zu gestalten (vgl. Zielke-Nadkarni 2003; BMfSFJ 2006). Dieses gilt insbesondere für Konzeptbildungen mit niedrigschwelligen Angeboten.

- Die Kontextgebundenheit der Beratung bedarf auch genderspezifisch ausgerichteter Beratungsangebote. Die unterschiedlichen männlichen und weiblichen Lebenszusammenhänge müssen für die pflegerischen Beratungsangebote reflektiert werden und in das Beratungssetting einfließen.
- Gesundheitsleistungen werden im deutschen Gesundheitswesen immer noch weitgehend schichtenabhängig in Anspruch genommen. Untersuchungen bei Menschen aus bildungsfernen Schichten zeigen, dass sie altersmäßig früher und schwerer erkranken und weniger bedarfsgerecht versorgt werden (vgl. Mielck 2005). Pflegerische Beratung muss konzeptionell die soziale Ungleichheit durch empowernde Elemente überwinden helfen, Zugänge niedrigschwellig ausrichten und über weitgehend kognitives Beratungssetting hinausgehen. Dieses gilt auch in besonderem Maße für Menschen mit Migrationshintergrund (vgl. Borde/David 2003).

Obgleich die hier dargestellten Felder der Forschungs- und Entwicklungsaufgaben noch der Ergänzung bedürfen, so zeigen sie doch bereits die Richtung für eine professionelle pflegerische Beratungspraxis an. Beratung im halb- und formalisierten Beratungsprozess ist als professionelle Pflegeleistung zur verbesserten Versorgung und Kompetenzerhaltung und -förderung chronisch kranker Menschen und ihrer Angehörigen unverzichtbar und muss als Angebot im Gesundheits- und Sozialwesen institutionalisiert werden.

Literaturverzeichnis

Abholz, H.-H/Schafstedde, F.: Chronische Krankheit – eine Problemskizze. In: Chronische Krankheit – ohne Rezept. Argument Sonderband, AS 182. Hamburg 1990, S. 4-6

Abt-Zegelin, A.: Patienten- und Familienedukation in der Pflege. In: Deutscher Verein für Pflegewissenschaft (Hrsg.): Das Originäre der Pflege entdecken. Pflege beschreiben, erfassen, begrenzen. Frankfurt am Main: Mabuse Verlag 2003, S. 103- 115

Allgeier, Ch./Kämmerle-Hofrichter, I.: Studie zur Ermittlung des Unterstützungsbedarfes von Patientinnen und Patienten, die nach einem Schlaganfall zu Hause leben. In: Pflege 6/2005, S. 373-380

Alligood, M.R.: Empathy: The importance of recognizing two types. In: Journal of Psychological Nursing. Mental Health Services, 30 (3), 1992, S.14-17

Altgeld, Th./Kolip, P.: Konzepte und Strategien der Gesundheitsförderung. In: Hurrelmann, K./Klotz, Th./Haisch, J.: Lehrbuch für Prävention und Gesundheitsförderung. Bern u.a.: Huber 2004, S. 41-51

Anselm, R.: Partner oder Person? In: Scheibler, F./Pfaff, H. (Hrsg.): Shared Decision-Making. Der Patient als Partner im medizinischen Entscheidungsprozess. Weinheim und München: Juventa 2003, S. 26-33

Antonovsky, A.: Salutogenese. Zur Entmystifizierung der Gesundheit. Tübingen: Dgvt Verlag 1997

Badura, B.: Soziale Unterstützung und chronische Krankheit. Zum Stand sozialepidemiologischer Forschung. Frankfurt am Main: Suhrkamp 1981

Badura; B./Iseringhausen, O. (Hrsg.): Wege aus der Krise der Versorgungsorganisation. Beiträge aus der Versorgungsforschung. Bern u.a.: Huber 2005

Bartholomeyczik, S.: Pflegestandards kritisch betrachtet. In: die Schwester/Der Pfleger 10/1995, S. 888-892

Bartholomeyczik, S.: Operationalisierung von Pflegebedürftigkeit – Assessments und Möglichkeiten. In: Bartholomeyczik, S./Halek, M. (Hrsg.): Assessmentinstrumente in der Pflege. Möglichkeiten und Grenzen. Hannover: Schlütersche 2004, S. 11-19

Bartholomeyczik S.: Es geht nicht um die Farbe des Waschlappens. Standards in der Pflege. In: Dr. med. Mabuse 11/2005, S. 20-23.

Barron Mc Bride, A.: Der Umgang mit Chronizität: das Herzstück der Pflege. In: Funk, S. G. (Hrsg.): Die Pflege chronisch Kranker. Bern u.a.: Huber 1997, S. 19-32

Barz, H. u.a: Trendbibel für Marketing und Verkauf. Regensburg: Metropolitan Verlag 2003

Bauer, U./Rosenbrock, R./Schaeffer, D.: Stärkung der Nutzerposition im Gesundheitswesen – gesundheitspolitische Herausforderungen und Notwendigkeit. In: Badura; B./Iseringhausen, O. (Hrsg.): Wege aus der Krise der Versorgungsorganisation. Beiträge aus der Versorgungsforschung. Bern u.a.: Huber 2005, S. 187-201

Bebenburg von, M.; Wege aus dem Labyrinth ... oder: wie Beratung gelingen kann. Neu-Ulm: AG Spak Bücher 2006

Beck, U./Beck-Gernsheim (Hrsg.): Riskante Freiheiten. Frankfurt am Main: Suhrkamp 1994

Beier, J.: Patienten- und familienorientierte Information und Beratung in der "Häuslichen Kinderkrankenpflege" - ein Stiefkind pflegewissenschaftlicher Forschung? In: Pflege 2/2003, S. 63-65

Bengel, J. u.a.: Was erhält Menschen gesund? Antonovskys Modell der Salutogenese – Diskussionsstand und Stellenwert. Bundeszentrale für Gesundheitliche Aufklärung: Köln 1998

Benner, P. Stufen zur Pflegekompetenz. Bern u.a.: Huber 1994

Beutel, M. E.: Was schützt Gesundheit? Zum Forschungsstand und der Bedeutung von personalen Ressourcen in der Bewältigung von Alltagsbelastungen und Lebensereignissen. In: Psychother Psychosom med Psychol 39/1989, S. 452-462

Bischoff-Wanner, C.: Empathie in der Pflege. Bern u.a.: Huber 2002

BMFSFJ: Handbuch für eine kultursensible Altenpflegeausbildung (www.bmfsfj/Kategorien/Forschungsnetz/Forschungsberichte) 2006

Bölicke, C.: Definitionen zu Standards, Richtlinien und Standardpflegeplänen. In: PflegeAktuell 2/2001, S. 96-99

Bräutigam, C./Klettke, N./Kunstmann, W./Sieger, M. : Versorgungskontinuität durch Pflegeüberleitung? Ergebnisse einer teilnehmenden Beobachtung. In: Pflege 2/ 2005, S. 112-120

Brieskorn-Zinke, M.: Die Rolle der Pflege in Public health/ Gesundheitsförderung – Versuch einer Systematisierung. In: Pflege 2/2003, S. 66-74

Brinkmann-Göbel, R. (Hrsg.): Handbuch für Gesundheitsberater. Bern u.a.: Huber 2001

Buchholz, T. u.a.: Begegnungen. Basale Stimulation in der Pflege – ausgesuchte Fallbeispiele. Bern u.a.: Huber 2001

Coulter, A./Magee, H.: Zentrale Bedürfnisse von Patientinnen und Patienten in Europa. In: Badura; B./Iseringhausen, O. (Hrsg.): Wege aus der Krise der Versorgungsorganisation. Beiträge aus der Versorgungsforschung. Bern u.a.: Huber, 2005, S. 37-62

Corbin, J. M. Strauss A. L. 1988: Unending work and care. Managing chronic illness at home. San Francisco: London 1988

Corbin, J.: Chronicity and the trajectory framework, P 94-202, WZB Papier, Berlin 1994, S. 5- 7

Corbin, J. M.: The Corbin and Strauss Chronic Illness Trajectory Model: An Update. In: Scholary Inquiry for Nursing Practice: An International Journal, Vol. 12; No.1, 1998, S. 33-41

Corbin, J. M.; Strauss, A.: Ein Pflegemodell zur Bewältigung chronischer Krankheiten. In: Woog, P. (Hrsg.): Chronisch Kranke pflegen: das Corbin- und Strauss-Pflegemodell. New York: Springer 1998, S. 1-30

Corbin, J. M.; Strauss, A.L.: Weiter leben lernen. Verlauf und Bewältigung chronischer Krankheit. 2. vollständig überarbeitete und erweiterte Ausgabe. Bern u.a.: Huber 2004

Curtin, M./Lubkin, I. M.: Was versteht man unter Chronizität? In: Lubkin, I. M.: Chronisch Kranksein: Implikationen und Interventionen für Pflege- und Gesundheitsberufe. Bern u.a.: Huber 2002, S. 19-53

Dahmer, J./Dahmer, H.: Gespächsführung. Stuttgart: Georg Thieme Verlag 2003, 5. unveränderte Auflage

Danner, H. : Methoden geisteswissenschaftlicher Diagnostik. München, Basel: Reinhardt UTB 1994

Deutsches Institut für angewandte Pflegeforschung e.V. (Hrsg.): Ansätze zur Pflegeprävention. Hannover: Schlütersche 2003

Deutsches Netzwerk für Qualitätssicherung in der Pflege (Hrsg.): Expertenstandard Dekubitusprophylaxe in der Pflege.

www.dnqp.de/ExpertenstandardDekubitusprophylaxe.pdf im Zugriff vom 9.03.2007

Deutsches Netzwerk für Qualitätssicherung in der Pflege (Hrsg.): Expertenstandard Entlassungsmanagement in der Pflege. www.dnqp.de/ExpertenstandardEntlassungsmanagement.pdf im Zugriff vom 8.03.2007

Deutsches Netzwerk für Qualitätssicherung in der Pflege (Hrsg.): Expertenstandard Schmerzmanagement in der Pflege bei akuten oder tumorbedingten chronischen Schmerzen. www.dnqp.de/ExpertenstandardSchmerzmanagement.pdf im Zugriff vom 8.03.2007

Deutsches Netzwerk für Qualitätssicherung in der Pflege (Hrsg.): Expertenstandard Sturzprophylaxe in der Pflege. www.dnqp.de/ExpertenstandardSturz.pdf im Zugriff vom 8.03.2007

Doll, A./Hummel-Gaatz, S.: Lernfeld Beratung in der Pflege. In: Pflegepädagogik PrinterNet 12/2005, S. 19-30

Donabedian, A.: Evaluating the Quality of Medical Care. In: The Milbank Memorial Fund Quarterly. Vol. XLIV, No. 3, Part. 2 1966, S. 166-206.

Donabedian, A.: (1980): The definition of quality and approaches to its assessment. Explorations in quality assessment and monitoring. Health Administration: Ann ArborlMichigan 1980

Emmrich, D./Hotze, E./Moers, M.: Beratung in der ambulanten Pflege. Seelze: Kallmeyer 2006

Engeln, M./ Hennes, H.-J. u.a.: Der Blaylock-Risk-Assessment-Score (Modifizierter BRASS-Index) als Initialassessment im multiprofessionellen Entlassungsmanagement. In: PRInterNet 10, S. 545-549

Falk-Rafael, A. R.: Empowerment as a Process of Envolving Consciousness: A Model of Empowered Caring. In: Adv Nursing Science, 1/2001, S. 1-16

Faller, H.: Krankheitsverarbeitung bei Krebskranken. Göttingen: Verlag für angewandte Psychologie 1998

Fichter, V./Meier, M.: Pflegeplanung. Eine Anleitung für die Praxis. Basel: Recom Verlag 1981. In: Grundlagen des Pflegemanagements im Krankenhaus (1995). Hagen: Brigitte Kunz Verlag

Franke, A. u.a.: Alkohol- und Medikamentenabhängigkeit bei Frauen. Risiken und Widerstandsfaktoren. Weinheim: Juventa Verlag 2001

Franke, A.: Modelle von Gesundheit und Krankheit. Bern u.a.: Huber 2006

Gittler-Hebestreit, N.: Pflegeberatung im Entlassungsmanagement. Hannover: Schlütersche 2006

Gladstein, G .A.: Understanding empathy: Integrating counseling developmental and social psychology perspectives. In: Journal of Counseling Psychology, 30, 1983, S. 467-482

Glaus, A. u.a.: Schade, dass ich dies nicht vorher gewusst habe! Was Krebskranke von den Informationen über Fatigue halten: Eine Beurteilung durch Patienten in der Schweiz und in England. In: Pflege 5/2002, S. 187-194

Görres, St./Böckler, A. u.a.: Innovative Potentiale und neue Handlungsfelder für zukünftige Dienstleistungen in der Pflege. In: Pflege 2/2004, S. 105-112

Görres, St./Roes, M. u.a..: Strategien der Qualitätsentwicklung in Pflege und Betreuung. Genesis, Strukturen und künftige Ausrichtung der Qualitätsentwicklung in der Betreuung von Menschen mit Pflege- und Hilfebedarf. Heidelberg: C.F. Müller 2005

Grams, W.: Pflege ist Bildung und braucht Bildung. Zum Zusammenhang von Pädagogik und Pflege. In: Pflege 1/1998, S. 43-48 1998

Grattan, L.M.; Eslinger, P.J.: Empirical study of empathy. American Journal of Psychiatry, 146, 1989, S. 1521-1522

Grawe, K.: Psychologische Therapie. Göttingen: Hogrefe 1998

Grundböck, A. u.a.: Entlassungsmanagement durch ambulante Pflegepersonen. In: Pflege 2/2005, S. 121-127

Güttler, K./Lehmann, A.: Eine Typologie für Pflegeprozesse am Beispiel des Projektes ‚Pflegeprozess, Standardisierung und Qualität im Dienstleistungssektor Pflege'. In: Pflege 3/2003, S. 153-160

Habermas, J.: Theorie des kommunikativen Handelns. Band 1. 2. Auflage. Frankfurt am Main: Suhrkamp Verlag 1997

Haisch, J./Hurrelmann, K./Klotz, Th.: Medizinische Prävention und Gesundheitsförderung. Bern u.a.: Huber 2006

Harrer, M.: Krankheitsverarbeitung (Coping). In: Frischenschlager, O. u.a.: Lehrbuch der Psychosozialen Medizin. Wien/New York: Thieme 1995, S. 409-426

Hasseler, M./Görres, St.: Was Pflegebedürftige wirklich brauchen ... Zukünftige Herausforderungen an eine bedarfsgerechte ambulante und stationäre Pflege. Hannover: Schlütersche 2005

Heim, E./Perrez, M. (Hrsg.): Krankheitsverarbeitung. Göttingen u.a.: Hogrefe 1994

Hellige, B.: Balanceakt Multiple Sklerose. Leben und Pflege bei chronischer Krankheit. Stuttgart: Kohlhammer 2002

Hellige, B.: Unveröffentlichte Interviewmaterialien 1998

Hellige, B./Hüper, Ch.: Beratungsmodell für chronisch kranke Menschen. In: PflegeMagazin 6/2002, S. 8 - 16

Hellige, B./Hüper, Ch.: Behandlungspfade für chronisch Kranke. Teil I. Wege, die das Leben geht. In: Pflegezeitschrift, 2003a, S. 429-433

Hellige, B./Hüper, Ch.: Behandlungspfade für chronisch Kranke. Teil II Unterstützung durch Ganzheitlichkeit durch theoretischen Hintergrund. In: Pflegezeitschrift, 2003b, S. 495-497

Hellige, B./Stemmer, RT.: Klinische Behandlungspfade: Ein Weg zur Integration von standardisierter Behandlungsplanung und Patientenorientierung? In: Pflege, 3/2005, S. 176-186

Heusinger, J./Klünder, M.: Steuerung in häuslichen Pflegearrangements. In: Klie, Th./Buhl, A.; u.a. (Hrsg.): Die Zukunft der gesundheitlichen, sozialen und pflegerischen Versorgung älterer Menschen. Frankfurt/Main: Mabuse 2005, S. 214-240

Höhmann, U. u.a.: Die Bedeutung des Pflegeplans für die Qualitätssicherung in der Pflege. Forschungsbericht 261 des Bundesministeriums für Gesundheit. Bonn 1996

Hüper, Ch.: Schmerz als Krankheit. Die kulturelle Deutung des chronischen Schmerzes und die politische Bedeutung seiner Behandlung. Frankfurt am Main: Mabuse Verlag 1994

Hüper, Ch.: Das Kategoriensystem von Wittneben: Ein Modell multidimensionaler Patientenorientierung. In: Pflege & Gesellschaft, Heft 4/1998 S. 11-18

Hüther, G.: Biologie der Angst. Wie aus Stress Gefühle werden. Göttingen: Vandenhoeck & Ruprecht 2004, 6. Auflage

Hurrelmann, K./Leppin, A. (Hrsg.): Moderne Gesundheitskommunikation. Vom Aufklärungsgespräch zur E-Health. Bern u.a.: Huber 2001

Hurrelmann, K. u.a.: Einführung: Krankheitsprävention und Gesundheitsförderung. In: Hurrelmann, K./Klotz, Th./Haisch, J.: Lehrbuch für Prävention und Gesundheitsförderung. Bern u.a.: Huber 2004, S. 11-19

Jank, W./Meyer, H.: Didaktische Modelle. Berlin: Cornelsen 1994

Jetter, K.-H.: Auf dem Weg zu einer kooperativen Pädagogik. In: .Schönberger, F. (Hrsg.): Bausteine der kooperativen Pädagogik. Teil 1. Grundlagen, Ethik, Therapie, Schwerstbehinderte. Stadthagen: Bernhardt-Pätzold 1987, S. 11-68

Jork, K./Peseschkian, N.: Salutogenese und positive Psychotherapie. Bern u.a.: Huber 2002

Kade, S.: Handlungshermeneutik. Qualifizierung durch Fallarbeit. Bad Heilbronn: Klinkhardt 1990

Keil, A.: Die „Kunst" der Pflege und der leidende Körper des kranken Menschen. In: Krueger, H./Piechotta, G./Remmers, H. Innovation der Pflege durch Wissenschaft. Perspektiven und Positionen. Bremen: Altera 1996, S. 84-102

Keupp, H.: Identitätskonstruktionen. Internetveröffentlichter Vortrag http://www.ipp-muenchen.de/texte/identitaetskonstruktion.pdf im Zugriff vom 22.3. 2003

Knelange, C./Schieron, M.: Beratung in der Pflege – als Aufgabe anerkannt und professionell ausgeübt? In: Pflege & Gesellschaft 1/2000, S. 4-11

Koch-Straube, U.: Beratung in der Pflege. Bern u.a.: Huber 2001

Kompetenzzentrum Schlaganfall: http://www.kompetenznetz-schlaganfall.de/ im Zugriff vom 3.5.2006

Koocher, G. P.: Terminal care and survivorship in pediatric chronic illness. In: Clinical Nursing, 1984, 4, S. 56-64

Krappmann, L.: Soziologische Dimensionen der Identität. Stuttgart 1973

Krohwinkel, M.: Der Pflegeprozess am Beispiel von Apoplexkranken: eine Studie zur Erfassung und Entwicklung ganzheitlich-rehabilitierender Prozesspflege. Baden-Baden: Nomos Verlag 1993

Lamb, G.S./Stempel, J.E.: Pflegerisches Case Management aus Patientensicht: die Entwicklung zum Insider-Experten. In: Ewers, M./Schaeffer, D. (Hrsg.): Case Management in Theorie und Praxis. Bern u.a. : Huber 2000, S. 161-177

Landenberger, M.: Wirkungen der Pflegeversicherung auf die Handlungsspielräume der Kranken- und Altenpflegekräfte und ihre Einrichtungen. In: Landenberger, M./Münch, M. (Hrsg.): Innovationen in der Pflege. Neue Pflegequalität durch Arbeitsgestaltung und Organisationsentwicklung. Bern u.a.: Huber 2001

Lee, H.S./Brenman, P.F.; Daly, B.J.: Relationship of Emapthy to Appraisal, Depression, Life Satisfaction and Physical Health in Informal Caregivers of Older Adults 2000

London, F.: Informieren, Schulen und Beraten. Praxishandbuch zur pflegebezogenen Patientenedukation. Bern u.a.: Huber 2003

Lucius-Höhne, G.: Erzählen von Krankheit und Behinderung. In: PPMP Psychother. Psychosom. Med. Psychol., 1998, Hft. 48, S. 108-113

Lummer, P.: Zugangsmöglichkeiten und Zugangsbarrieren zur Patientenberatung und Nutzerinformation. Veröffentlichungsreihe des Instituts für Pflegewissenschaft an der Universität Bielefeld P06-131. Bielefeld 2006

Lustig, E.: Konzeptionelle Überlegungen für das Arbeiten mit Pflegestandards. In: Pflege 11/1998, S. 199-206

Luthe, H.O.: Distanz: Untersuchungen zu einer vernachlässigten Kategorie. München: Fink 1985

Mangan, D.B./Closson, B. L./Stone, J. J.: Clinical Nurse Specialists in Clincal Case Management. In: Cohen, E.L./de Back, V. The Outcome Mandate. Case Management in Health Care Today. St. Louis u.a. Mosby 1999, S. 101-111

Medizinischer Dienst der Spitzenverbände der Krankenkassen (MDS): Grundsatzstellungnahme Pflegeprozess und Dokumentation. Handlungsempfehlungen zur Professionalisierung und Qualitätssicherung in der Pflege.

http://www.gstn-April05Pflegeprozessunddokumentation.pdf. im Zugriff vom 10.11.2005

Mehrabian, A. u.a.: Manual for the Emotional Empathetic Tendency Scal (EETS). 1994

Mertin, M./Müller, I./Beier, J.: Der Begriff Beratung in der Pflege. In: Pflegezeitschrift 2/2005

Mishel, M. H.: Mit chronischer Krankheit leben: Mit Unsicherheit leben. In: Funk, S.G. (Hrsg.): Die Pflege chronisch Kranker. Bern u.a.: Huber 1997, S. 61-74

Moers, M.: Verlaufskurven-Arbeit. Anforderungen an die Häusliche Pflege bei Schwerstpflegebedürftigen am Beispiel von Aids-Erkrankten. In: Häusliche Pflege 9/1995, S. 671-679

Moers, M./Schaeffer, D.: Patientenerwartungen an die häusliche Pflege bei schwerer Krankheit. In: Schaeffer, D./Ewers, M. (Hrsg.): Ambulant vor stationär. Perspektiven für eine integrierte ambulante Pflege Schwerkranker. Bern u.a.: Huber 2002, S. 218-232)

Morse, J.M./Anderson, G. u.a.: Exploring Empathy: A conceptual fit for nursing pracitce? In: Image: Journal of Nursing scholarship, 24; 1972, S. 273-280

Müller, R. Die Pflegekraft als Schokolade. Bern u.a.: Huber 2003

Müller-Mundt, G.: Chronischer Schmerz. Herausforderungen für die Versorgungsgestaltung und Patientenedukation. Bern u.a.: Huber 2006

Muthny, F. A.: Krankheitsverarbeitung. Hintergrundtheorien, klinische Erfassung und empirische Ergebnisse. Berlin u.a.: Springer 1990

Nestmann, F.: Beratung zwischen alltäglicher Hilfe und Profession. In: Nestmann, F. u.a.: Das Handbuch der Beratung. Bd. 1: Disziplinen und Zugänge. Tübingen: dgvt Verlag 2004, S. 547-558

Oelke, U./Kerkow-Weil, R./Hüper, Ch.: Das ‚Hannoveraner Modell'. Ein neuer Studiengang ‚Bachelor of Arts (Nursing)' mit dem Schwerpunkt ‚Beratung und Versorgungskoordination'. In: PflegeMagazin 3/2004, S. 17-25

Oevermann, U.: Professionalisierung der Pädagogik – Professionalisierbarkeit pädagogischen Handelns. Transkription eines Vortrages im Institut für Sozialpädagogik und Erwachsenenbildung der Freien Universität Berlin 1981

Oevermann, U.: Theoretische Skizze einer revidierten Theorie professionalisierten Handelns. In: Combe, A. (Hrsg.): Pädagogische Professionalität. Untersuchungen zum Typus pädagogischen Handelns. Frankfurt/ Main: Suhrkamp 1999, S. 70-182

Orem, D.: Selbstpflege- und Selbstpflegedefizit- Theorie. Bern u.a.: Huber 2001

Petermann, F.: Patientenschulung und Patientenberatung – Ziele, Grundlagen und Perspektiven. In: Petermann, F. (Hrsg.): Patientenschulung und Beratung. Ein Lehrbuch. Göttingen u.a.: Hogrefe 1997, S. 3 f.

Pfaff, H. u.a. (Hrsg.): Gesundheitsversorgung und Disease Management. Grundlagen und Anwendungen der Versorgungsforschung. Bern u.a.: Huber 2003

Piazza di, S.: Beratung in der Kinderkrankenpflege. In: Pflege 1/2001, S. 5-11

Poser, M./Schneider, K. (Hrsg.): Leiten, Lehren und Beraten. Fallorientiertes Lehr- und Arbeitsbuch für PflegemanagerInnen und PflegepädagogInnen. Bern u.a.: Huber 2005

Projektgruppe Patienteninformation der EFH Nürnberg (Hrsg.): Rechte für Patientinnen und Patienten. Charta der Gesundheitsministerkonferenz vom 9./10. Juni 1999. http://www.gesundheit.nuernberg.de/download/ mit Zugriff vom 8.3.2004

Rappaport, J.: Ein Plädoyer für die Widersprüchlichkeit: Ein sozialpolitisches Konzept des „empowerment" anstelle präventiver Ansätze. In: Verhaltenstherapie und psychosoziale Praxis 2/1985, S. 257-277

Reibnitz von, Ch./Schnabel, P.-E./Hurrelmann, K. (Hrsg.): Der mündige Patient. Konzepte zur Patientenberatung und Konsumentensouveränität im Gesundheitswesen. Weinheim und München: Juventa Verlag 2001

Robert Koch Institut (Hrsg.): Bürger- und Patientenorientierung im Gesundheitswesen. Gesundheitsberichterstattung des Bundes 2006, Heft 32

Robinson, I.A./Bevil, C. u.a.: Operationalising the Corbin & Strauss Trajectory Model for Elderly Clients with Chronic Illness. In: Scholary Inquiry for Nursing Practice: An International Journal, Vol. 7; No. 4; 1993, S. 253-264

Rogers, C. R.: Die klientenzentrierte Psychotherapie. Frankfurt am Main: Fischer Taschenbuch 2002

Rogers, C. R.: Die nicht-direktive Beratung. Frankfurt am Main: Fischer Taschenbuch 1972. 5.Auflage

Roper, N./Logan, W.W./Terney, A.J.: Die Elemente der Krankenpflege: ein Pflegemodell, das auf einem Lebensmodell beruht. Basel u.a.: Recom-Verlag 1993

Runder Tisch Pflege: Arbeitsgruppenergebnisse. http://www.bmfsfj.de/Politikbereiche/aeltere-menschen. Zugriff vom 8.12. 2005

Runder Tisch Pflege: Charta der Rechte hilfe- und pflegebedürftiger Menschen. http://www.bmfsfj.de/Kategorien/Publikationen im Zugriff vom 8.12. 2005

Sachverständigenrat zur Begutachtung der Entwicklung im Gesundheitswesen (SVR): Bedarfsgerechtigkeit und Wirtschaftlichkeit. Band III: Über-, Unter- und Fehlversorgung. Gutachten 2000/2001. Ausführliche Zusammenfassung: http://www.svr-gesundheit.de/ im Zugriff vom 12.3.2004

Sachverständigenrat zur Begutachtung der Entwicklung im Gesundheitswesen (SVR): Finanzierung, Nutzerorientierung und Qualität. Gutachten 2003. Band I: Finanzierung und Nutzerorientierung. Kurzfassung. http://www.svr-gesundheit.de/ im Zugriff vom 20.10.2006

Sachverständigenrat zur Begutachtung der Entwicklung im Gesundheitswesen (SVR): Koordination und Qualität im Gesundheitswesen. Gutachten 2005. Ausführliche Zusammenfassung: http://www.svr-gesundheit.de/ im Zugriff vom 20.10.2006

Sander, K.: Personenzentrierte Beratung. Ein Arbeitsbuch für Ausbildung und Praxis. Weinheim: Beltz 1999

Schaefer, H.: Vom Nutzen des Salutogenese-Konzepts. Münster: Daedalus Verlag 2002

Schaeffer, D. : Der Pflegeforschungsverbund NRW. Optimierung der Bewältigung chronischer Krankheit. In: Pflege&Gesellschaft 1/2005, S. 45-49

Schaeffer, D.: Der Patient als Nutzer. Krankheitsbewältigung und Versorgungsnutzung im Verlauf chronischer Krankheit. Bern u.a.: Huber 2004

Schaeffer, D./Ewers, M.: Ambulante Schwerkrankenpflege: Entwicklungen und Herausforderungen in Deutschland. In: Schaeffer, D./Ewers, M.

(Hrsg.): Ambulant vor stationär. Perspektiven für eine integrierte ambulante Pflege Schwerkranker. Bern u.a.: Huber 2002, S. 17-44

Schaeffer, D./Moers, M.: Bewältigung chronischer Krankheiten – Herausforderungen für die Pflege. In: Rennen-Allhoff/Schaeffer, D.: Handbuch Pflegewissenschaft. Weinheim und München: Juventa Verlag 2003, 2. Auflage, S. 447-483

Schaeffer, D. u.a.: Evaluation der Modellprojekte zur unabhängigen Patientenberatung und Nutzerinformation. Bern u.a.: Huber 2005

Scheibler, F./Pfaff, H.: Shared Decision-Making. Der Patient als Partner im medizinischen Entscheidungsprozess. Weinheim und München: Juventa Verlag 2003

Schiemann, D./Moers, M.: Die Implementierung des Expertenstandards Dekubitusprophylaxe in der Pflege. In: Deutsches Netzwerk für Qualitätssicherung in der Pflege (Hrsg.): Expertenstandard Dekubitusprophylaxe in der Pflege. Osnabrück 2004

Schmid, W.: Philosophie der Lebenskunst. Frankfurt am Main 1998

Schneider, K.: Beratungskonzepte. In: Poser, M./Schneider, K. (Hrsg.): Leiten, Lehren und Beraten. Bern u.a.: Huber 2005, S. 387-424

Schönberger, F.: Kooperative Didaktik. Unterrichtslehre einer handlungsorientierten Sonderpädagogik. In: Schönberger, F.: Kooperative Didaktik. Stadthagen 1987, S. 83-171

Schönberger, F./Jetter, K.-H.: Kooperation als therapeutisches Prinzip. In: Schönberger, F./Jetter, K.-H./Praschak, W. (Hrsg.): Bausteine der kooperativen Pädagogik. Teil 1. Grundlagen, Ethik, Therapie, Schwerstbehinderte. Stadthagen: Bernhardt-Pätzold, 1987, S. 141-197

Schönberger, F.: Kooperation als pädagogische Leitidee. In: Schönberger, F. (Hrsg.): Bausteine der kooperativen Pädagogik. Teil 1. Grundlagen, Ethik, Therapie, Schwerstbehinderte. Stadthagen: Bernhardt-Pätzold, 1987, S. 69-139

Schönlau; K. u.a.: Versorgungskontinuität – die Perspektive von Pflegeüberleitungskräften. In: Pflege 2/2005, S. 95-104

Schüffel, W. u.a.: Handbuch der Salutogenese. Wiesbaden: Ullstein Mosby 1998

Sieger, M.; Kunstmann, W.: Versorgungskontinuität durch Pflegeüberleitung. Frankfurt am Main: Mabuse 2003

Simmel, G.: Soziologie. Untersuchungen über die Formen der Vergesellschaftung, Duncker & Humblot, Berlin 1958

Simon, M.: Das Gesundheitssystem in Deutschland. Eine Einführung in Struktur und Funktionsweise. Bern u.a.: Huber 2005

Stark, M.: Empowerment. Neue Handlungskompetenzen in der psychosozialen Praxis. Freiburg im Breisgau: Lambertus 1996

Statistisches Bundesamt: Bericht Pflegestatistik 2003. Pflege im Rahmen der Pflegeversicherung. Deutschlandergebnisse. Bonn: ohne Verlag 2005

Stiftung Deutsche Schlaganfallhilfe (Hrsg.): Schlaganfallpatienten und pflegende Angehörige in der postakuten Phase. Eine Literaturanalyse. Gütersloh: Verlag Bertelsmann Stiftung 2006

Stratmeyer, P.: Orientierungen und Ansätze der Pflegeberatung. In: Pflegemagazin 2/2005, S.42-57

Strauss, A.L./Fagerhaugh, S. u.a.: Social organisation of medical work. Chicago: University of Chicago Press 1985

Street. A. F.: Inside Nursing: a critical ethnography of clinical nursing practice. New York: State University of New York Press 1992

Taubert, J.: Balanceakte als Ansatzpunkte für Pflegehandeln. In: Krüger, H. u.a.: Innovation der Pflege durch Wissenschaft. Bremen: Altera 1996, S. 129-136

Titze, M./Eschenröder, C.T.: Therapeutischer Humor – Grundlagen und Anwendungen. Frankfurt am Main: Fischer 1998

Uhlmann, B./ Bartel, D. u.a.: Versorgungskontinuität durch Pflegeüberleitung – die Perspektive von Patienten und Angehörigen. In: Pflege 2/2005, S. 105- 111

vdak: Rahmenkonzept der Ersatzkassen und ihrer Verbände zur Beratung der Pflegebedürftigen und ihrer Angehörigen (Pflegeberatung). http://www.vdak.de/rahmenkonzept.htm im Zugriff vom 22.10.2005

Weisbach, Ch.-R.: Professionelle Gesprächsführung. München: Deutscher Taschenbuch Verlag 2001

Welbrink, A./Franke, A.: Zwischen Genuss und Sucht – das Salutogenesemodell in der Suchtforschung. In: Wydler, H.: Salutogenese und Kohärenzgefühl. Grundlagen, Empirie und Praxis eines gesundheitswissenschaftlichen Konzepts. Weinheim: Juventa 2000, S. 43-55

Williams, C.A.: Empathy and burn-out in male and female helping professionals. In: Research in Nursing & Health, 12/1989, S. 169-178

Wingenfeld, K.: Die Entlassung aus dem Krankenhaus. Bern u.a.: Huber 2005

Winter, M. u.a.: Gesundheitliche Versorgung bei chronischer Krankheit im Alter. In: Badura, B./Iseringhausen, O. (Hrsg.): Wege aus der Versorgungskrise. Beiträge zur Versorgungsforschung. Bern u.a.: Huber 2005, S. 71-81

Wittneben, K.: Pflegekonzepte in der Weiterbildung zur Pflegelehrkraft. Frankfurt am Main u.a.: Peter Lang 1991

Wöllenstein, H.: Der informierte Patient aus Sicht der Gesetzlichen Krankenversicherung. In: Bundesgesundheitsblatt - Gesundheitsforschung - Gesundheitsschutz 47/2004, S. 941-949.

Wörmann, M.: Personenzentrierte Beratung durch Pflegende. In: Schneider, K./Brinker-Meyendriesch, E./ Schneider, A. (Hrsg.): Pflegepädagogik für Studium und Praxis. Berlin, Heidelberg: Springer 2003

Wright, L. M./Leahey, M.: Die Zeit maximieren, das Leiden minimieren. Das 15-minütige (oder kürzere) Familieninterview. In: Gehring, M/ Kean, S. u.a (Hrsg.): A.: Familienbezogene Pflege. Bern u.a.: Huber. 2001, S. 143-155

Wright, L.M./Leahey, M.: Nurses and Families. A Guide to Assessment and Intervention. Philadelphia: Davis 2000

Wydler, H/ Kolip, P./ Abel, Th..: Salutogenese und Kohärenzgefühl. Weinheim: Juventa 2000

Zielke-Nadkarni, A.: Hermeneutik – Eine Forschungsmethode für die Pflegewissenschaft. In: Hochschulforum Pflege 1/1998, S. 12-19

Zielke-Nadkarni A.: Individualpflege als Herausforderung in multikulturellen Pflegesituationen. Bern u.a.: Huber 2003

Abbildungsverzeichnis

Abb. 1: Systematisierung und Klassifizierung von Bedarfen und Bedarfskonstellationen pflegebedürftiger Menschen 20
Abb. 2: Beratungsanteil im Expertenstandard Dekubitusprophylaxe 44
Abb. 3: Beratungsanteil im Expertenstandard Entlassungsmanagement . 44
Abb. 4: Beratungsanteil im Expertenstandard Schmerzmanagement 45
Abb. 5: Beratungsanteil im Expertenstandard Sturzprophylaxe 45
Abb. 6: Typen von Unsicherheit (nach Mishel 1997) 59
Abb. 7: Verlaufkurvenphasen, zentrale Aspekte und Handlungsziele 65
Abb. 8: Arbeitstypen chronisch Kranker, ihrer Angehörigen und professionellen Unterstützerinnen 71
Abb. 9: Erlebensebenen und pflegerische Gesundheitsförderung 95
Abb. 10: Problemerfahrungsfelder und Lösungsangebote der integrativen Beratung 97
Abb. 11: Konfiguration von Beratungsprozessen 99
Abb. 12: Hypothetische Fragen und Fragebeispiele 118
Abb. 13: Fragearten mit Fragebeispielen 119
Abb. 14: Erlebensebenen mit Fragen und Interventionen 121
Abb. 15: Ecomap der Familie von Thomas und Maren 124
Abb. 16: Assessmentschema 126
Abb. 17: Aufmerksamkeitssignale beim Zuhören 128
Abb. 18: Pflegeberatungsassessment Fallbeispiel Herr Z. 132
Abb. 19: Beratungsassessment von Frau D. mit Lösungsweg 135
Abb. 20: Kooperatives Pflegeberatungsmodell 165

Pflege im Mabuse-Verlag

Holger Jenrich (Hrsg.)
Altenpflege international
Entwicklungen in der außereuropäischen Altenhilfe
2008, 180 Seiten,
19,80 Euro, ISBN 978-3-940529-04-6

M. Habermann, H. Biedermann
Die Pflegevisite als Instrument der Qualitätssicherung in der ambulanten Pflege
2007, 296 Seiten,
24,90 Euro, ISBN 978-3-938304-69-3

Christian Kolb
Nahrungsverweigerung bei Demenzkranken
PEG-Sonde – ja oder nein?
4. Aufl. 2007, 102 Seiten,
12,90 Euro, ISBN 978-3-935964-21-0

Gerd Dielmann
Krankenpflegegesetz
Kommentar für die Praxis und Ausbildungs- und Prüfungsverordnung für die Berufe in der Krankenpflege
2., überarbeitete und erweiterte Auflage 2006, 256 Seiten,
28,90 Euro, ISBN 978-3-935964-36-4

Hilde Steppe (Hrsg.)
Krankenpflege im Nationalsozialismus
Dieses Buch gilt mittlerweile – auch in allen Krankenpflegeschulen – als Standardwerk!
9. Auflage 2001, 261 Seiten, zahlreiche Grafiken und Fotos,
21,90 Euro, ISBN 978-3-925499-35-7

Mabuse-Verlag
Postfach 90 06 47, 60446 Frankfurt am Main
Tel.: 0 69-70 79 96-14, Fax: 70 41 52, verlag@mabuse-verlag.de

Pflege im Mabuse-Verlag

V. Garms-Homolová, E. v. Kardorff u. a.
Teilhabe und Selbstbestimmung von Menschen mit Pflegebedarf
Konzepte und Methoden
2009, 304 Seiten,
29,90 Euro, ISBN 978-3-940529-08-4

A. Zielke-Nadkarni, C. Hilgendorff u. a.
»Man sieht nur, was man weiß.« NS-Verfolgte im Alter
Fallgeschichten und Lernmaterialien
2009, 199 Seiten,
18,90 Euro, ISBN 978-3-940529-25-1

Christine Dörge
Professionelles Pflegehandeln im Alltag
Vision oder Wirklichkeit?
2009, 153 Seiten,
16 Euro, ISBN 978-3-940529-35-0

Christina Kuhn, Martin Schäfer u. a.
Pflegevisite für Menschen mit Demenz
Praxisbeispiel und Arbeitshilfe
2008, 84 Seiten,
12,90 Euro, ISBN 978-3-940529-12-1

Birgit Panke-Kochinke
Gewalt gegen Pflegekräfte
Problematische Situationen erkennen und lösen
2008, 103 Seiten,
14,90 Euro, ISBN 978-3-938304-81-5

Gesamtverzeichnis anfordern!

Mabuse-Verlag
Postfach 90 06 47, 60446 Frankfurt am Main
Tel.: 0 69-70 79 96-14, Fax: 70 41 52, verlag@mabuse-verlag.de

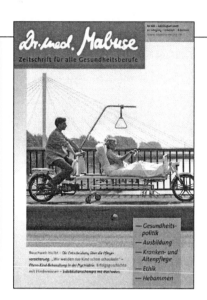

Dr. med. Mabuse

Zeitschrift für
alle Gesundheitsberufe

- kritisch
- unabhängig
- für ein soziales Gesundheitswesen

Schwerpunktthemen der letzten Hefte (je 3,50 Euro):
Psychosomatik (153) • Alter (155) • Psychiatrie (156) • Ausbildung (157) • Frauen, Männer und Gesundheit (159) • Krebs (160) • Gesundheitspolitik (162) • Sterben und Tod (163) • Pharma (164) • Kinder und Gesundheit (166) • Angehörige (167) • Körperbild- und Essstörungen (168) • Heime (169) • Anthroposophische Medizin (170) • Demenz (172) • Zukunft der Gesundheitsberufe (173) • Arbeit und Gesundheit (174) • Evidenzbasierte Medizin und Pflege (175) • Behinderung (176) • Integrierte Versorgung (177) • Migration und Gesundheit (178)

Eine vollständige Übersicht aller erhältlichen Ausgaben finden Sie auf unserer Homepage.

Abo zum Vorzugspreis (und ein Geschenk)!
Jetzt Dr. med. Mabuse zum Vorzugspreis von nur 29 Euro pro Jahr (6 Hefte) abonnieren und sich ein Buch oder einen Büchergutschein über 15 Euro als Geschenk aussuchen!

Kostenloses Probeheft anfordern:
Dr. med. Mabuse
Postfach 900647 b • 60446 Frankfurt am Main
Tel.: 069 - 70 79 96-16 • Fax: 069 - 70 41 52
abo@mabuse-verlag.de • www.mabuse-verlag.de